中国医学临床百家

吴 震／著

脊索瘤
吴震 2020 观点

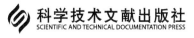

科学技术文献出版社
SCIENTIFIC AND TECHNICAL DOCUMENTATION PRESS

·北京·

图书在版编目（CIP）数据

脊索瘤吴震2020观点 / 吴震著. —北京：科学技术文献出版社，2020. 8（2021.1 重印）

ISBN 978-7-5189-6907-4

Ⅰ.①脊… Ⅱ.①吴… Ⅲ.①脊索瘤—诊疗 Ⅳ.① R730.269

中国版本图书馆 CIP 数据核字（2020）第 125097 号

脊索瘤吴震2020观点

策划编辑：帅莎莎　　责任编辑：帅莎莎　　责任校对：张永霞　　责任出版：张志平

出　版　者	科学技术文献出版社
地　　　址	北京市复兴路15号　邮编　100038
编　务　部	（010）58882938，58882087（传真）
发　行　部	（010）58882868，58882870（传真）
邮　购　部	（010）58882873
官 方 网 址	www.stdp.com.cn
发　行　者	科学技术文献出版社发行　全国各地新华书店经销
印　刷　者	北京虎彩文化传播有限公司
版　　　次	2020 年 8 月第 1 版　2021 年 1 月第 3 次印刷
开　　　本	710×1000　1/16
字　　　数	80千
印　　　张	9.25　彩插4面
书　　　号	ISBN 978-7-5189-6907-4
定　　　价	98.00元

序
Preface

韩启德

欧洲文艺复兴后，以维萨利发表《人体构造》为标志，现代医学不断发展，特别是从 19 世纪末开始，随着科学技术成果大量应用于医学，现代医学发展日新月异，发生了根本性的变化。

在过去的一个世纪里，我国现代化进程加快，现代医学也急起直追。但由于启程晚，经济社会发展落后，在相当长的时期里，我国的现代医学远远落后于发达国家。记得 20 世纪 50 年代，我虽然生活在上海这个最发达的城市里，但是母亲做子宫切除术还要到全市最高级的医院才能完成；我患猩红热继发严重风湿性心包炎，只在最严重昏迷时用过一点青霉素。20世纪60—70年代，我从上海第一医学院毕业后到陕西农村基层工作，在很多时候还只能靠"一根针，一把草"治病。但是改革开放仅仅40多年，我国现代医学的发展水平已经接近发达国家。可以说，世界上所有先进的诊疗方法，中国的医生都能做，有的还做得更好。更为可喜的是，近年来我国医学界开始取得越来越多的原创性成果，在某些点上已经处于世界领先地位。中国医生已经不再盲从发达国家的疾病诊疗指南，而能根据我们自己的经验和发现，根据我国自己的实际情况制定临床标准和规范。我们越来越有自己的东西了。

要把我们"自己的东西"扩展开来，要获得越来越多"自己的东西"，就必须加强学术交流。我们一直非常重视与国外的学术交流，第一时间掌握国外学术动向，越来越多地参与国际学术会议，有了"自己的东西"也总是要在国外著名刊物去发表。但与此同时，我们更需要重视国内的学术交流，第一时间把自己的创新成果和可贵的经验传播给国内同行，不仅为加强学术互动，促进学术发展，更为学术成果的推广和应用，推动我国医学事业发展。

我国医学发展很不平衡，经济发达地区与落后地区之间差别巨大，先进医疗技术往往只有在大城市、大医院才能开展。在这种情况下，更需要采取有效方式，把现代医学的最新进展以及我国自己的研究成果和先进经验广泛传播开去。

基于以上考虑，科学技术文献出版社精心策划出版《中国医学临床百家》丛书。每本书涵盖一种或一类疾病，由该疾病领域领军专家撰写，重点介绍学术发展历史和最新研究进展，并提供具体临床实践指导。临床疾病上千种，丛书拟以每年百种以上规模持续出版，高时效性地整体展示我国临床研究和实践的最高水平，不能不说是一个重大和艰难的任务。

我浏览了丛书中已经完稿的几本书，感觉都写得很好，既全面阐述有关疾病的基本知识及其来龙去脉，又介绍疾病的最新进展，包括笔者本人及其团队的创新性观点和临床经验，学风严谨，内容深入浅出。相信每一本都保持这样质量的书定会受到医学界的欢迎，成为我国又一项成功的优秀出版工程。

《中国医学临床百家》丛书出版工程的启动，是我国现代医学百年进步的标志，也必将对我国临床医学发展起到积极的推动作用。衷心希望《中国医学临床百家》丛书的出版取得圆满成功！

是为序。

推荐序

Recommended Order

　　神经外科是一门既古老又年轻的学科，最早的颅脑手术方法的记载可追溯至公元前 1700 年的古埃及。然而，由于客观条件及人类医学认识的局限，神经外科同其他医学学科一样，一直发展缓慢。真正现代意义上的神经外科历史开始于 19 世纪末，距今不过百余年，而聚焦到中国，神经外科发展则只有短短数十年。

　　我国颅底外科，作为神经外科的重要分支，起步于 20 世纪 80 年代初。在王忠诚院士的直接关怀下，首都医科大学附属北京天坛医院成立了我国第一个颅底专病病房，完成了中国颅底外科从无到有的历史突破。随着大量诊疗工作的有序开展，中国神经外科医师对于颅底疾患的理解不断积累，从无到有，从少到多，不断突破一个个入路，攻克一个个难关，将颅底外科临床水平快速提升至国际领先水平，实现了从跟跑到并跑的跨越。这期间，随着基础科学的快速发展及医疗辅助技术的飞速提高，我们对于许多疾病都有了全新的认识，很多颅底疾病诊疗及预后都发生了重大改变，然而，对于脊索瘤这个疾病来说，近30年来进展相对缓慢，治疗难度仍较大，国内各临床中心间尚无统一的共识，是颅底外科中一个很棘手的问题。

《脊索瘤吴震2020观点》一书出版可以说是恰逢其时，它比较全面且系统地梳理了脊索瘤这一疾病的重要特征，让我们对于脊索瘤的诊疗和思考有了一个全面的认识，对于从事脊索瘤诊疗的临床及基础研究人员也提供了很好的专业化指导。这本书的出版，不仅是作者及其团队的努力，更是科学技术文献出版社各位同志大力帮助的结果。衷心希望此书能够为我国脊索瘤诊疗事业的发展起到积极的推动作用，也希望《中国医学临床百家》丛书的出版取得圆满成功！

作者简介

Author introduction

吴震，医学博士，主任医师，教授，博士生导师，神经肿瘤学专业，主攻颅底、脑干肿瘤学，现任首都医科大学附属北京天坛医院神经外科肿瘤 1 病房主任。

北美颅底外科协会委员，亚太颅底外科协会专家委员，中华医学会神经外科学分会神经肿瘤学组委员，中国医疗保健国际交流促进会颅底外科分会常务委员兼秘书长，中国医师协会神经外科医师分会神经肿瘤学组副组长，中国康复医学会修复重建外科专业委员会颅颌面外科学组学组委员，北京医学会神经外科学分会常务委员，国家科技信息资源综合利用与公共服务中心特聘专家，中国医师协会脑胶质瘤专业委员会委员。

工作 30 年来荣获中华医学科技奖 3 项，省部级医学科技进步奖 4 项，市局级奖项 1 项。曾以访问学者身份至美国布列根和妇女医院 (Brigham and Women's Hospital，BWH) 参观交流，并至美国匹兹堡大学医学中心、西雅图港景医院、纽约长老会医院进行访问交流。主持科研课题 8 项，目前 5 项在研究阶段，包括国家自然科学基金 1 项，省部级项目 4 项；

参与科研课题十余项，包括973计划项目1项，"十二五"国家科技支撑计划项目1项，多项国家级、省部级项目。近5年以第一作者或通讯作者发表SCI收录论文21篇，累积影响因子40以上。30年来专注于颅底、脑干肿瘤疾病的诊断治疗工作，对于颅底、脑干肿瘤疾病的治疗有丰富的临床经验，作为技术骨干参与多项颅底、脑干肿瘤临床课题攻关工作，使我国颅底、脑干肿瘤疾病治疗水平再上新台阶，达到国际先进水平。

前言

脊索瘤，从人类第一次认识这个疾病到今天，一直都是一个医学难题。脊索瘤好发于人体中线部位，颅底、脊柱、骶尾部，这些深在的部位脊索瘤的外科手术切除是一个巨大的挑战。此外，脊索瘤对于常规剂量的反射治疗的无反应性，在很长一段时间里让放射治疗在脊索瘤治疗方面束手无策。至今为止仍无有效的针对脊索瘤的化疗及靶向药物问世，更是让脊索瘤的综合治疗几乎是一个奢望。随着医疗技术的发展，许多常见病、慢性病得到有效控制，临床上对许多良性、恶性疾病都有了更深刻的认识，相对而言脊索瘤则进展缓慢。脊索瘤，这一个复杂的疾病，正逐渐成为医疗工作者必须直面的严峻问题。

鉴往可以知未来，回溯脊索瘤的研究历程，我们可以看到自 1846 年 Rudolph Virchow 第一次描述了这种肿瘤以来，人们对于脊索瘤的认识经历了多个阶段。随着生物学研究的深入和手术技术的进步，我们大致可以将这 170 年的历史分成四个阶段。第一阶段是从脊索瘤被描述到显微外科广泛开展前，这一时期主要是肉眼手术，并确定了脊索瘤是一种起源于胚胎残余脊索的肿瘤。第二阶段从显微手术的普及开始，这一阶段人们开始追求显微镜下全切肿瘤，此外，细胞培养和免疫组织化学的普及也提高了我们对脊索瘤生物学的认识。第三阶段开始于20世纪90年代，新的诊断、治疗技术的广泛应用，进一步提高了手术的全切程度，并加深了医生对于脊索瘤的认识。人们认识到，脊索瘤的放疗无反应性是相对的，对于极高剂量的放射治疗，脊索瘤可以表现出一定反应，在此基础上，放射肿瘤学家设计了新的策略，在保持周围正常神经血管结构的同时，将高能量传递到肿瘤组织，为脊索瘤治疗提供了新的方法。第四阶段的到来归功于肿瘤生物学研究的不断深入，今天人们对于脊索瘤的特异性分子的研究正在开展，相关治疗药物正在加紧研究，相信不久的将来，脊索瘤的化学治疗将会成为脊索瘤综合治疗的一个重要组成部分。

今天的医学工作者，正处在脊索瘤治疗及研究发展的最好时代。手术技术及手术器械的不断发展、质子重离子等新兴放疗手段的广泛应用及为数众多的药物临床试验的开展，让脊索瘤患者的预后明显得到改善。但是，现在我们对脊索瘤的认识仍然存在许多的困惑，脊索瘤侵袭生长的特性由何种因素决定，脊索瘤基因突变散乱、无特异性的特点应如何选择靶向药物，脊索瘤普通放疗不敏感原因究竟是什么，这许许多多的问题仍有待我们去进一步研究，去一一解答，以便让脊索瘤的综合治疗在不久的将来成为可能实现的现实。

本书的目的是为读者提供有关脊索瘤方面到目前为止最新的知识和观念。我们希望这些关于脊索瘤的技术、知识及治疗策略能够增进读者对脊索瘤生物学的理解，促进脊索瘤治疗的标准化和完善，并最终让脊索瘤患者获益。

本书的出版要特别感谢科学技术文献出版社全体工作人员。这套《中国医学临床百家》系列丛书的精心设计和策划，让读者可以随着专家一起关注疾病的临床与基础研究的时代变化，看到科技发展对疾病诊疗影响的历史脉络，看到专家对疾病不断认识和思考的过程，让更多的人有机会认识到、了解到这些罕见病的前沿进展。感谢我的团队，大家为此付出了很多的心血。最后还是要特别感谢我的患者，感谢他们的家属和亲人们，他们在选择接受诊疗的同时，也成了医学进步的一部分，是他们的奉献和勇气让人们能够不断深入地认识这个疾病，让以后的患者能够获得更好的诊疗。

　　希望这本书能够给读者带来知识和思考，让更多的人投入到脊索瘤的规范诊疗与科学研究中，理解脊索瘤进而在未来的某一天征服脊索瘤！

　　特别感谢约翰斯·霍普金斯大学医学院的赵甜娜老师为本书编写做出的贡献。

目 录
Contents

脊索瘤的概述及流行病学 / 001

1. 脊索瘤虽组织学表现偏良性，但生物学行为呈恶性 / 001

2. 脊索瘤流行病学特点 / 001

3. 脊索瘤部位不同，预后不同 / 004

脊索瘤病理观点 / 008

4. 脊索瘤的病因学 / 008

5. 分子病理诊断和鉴别诊断 / 009

脊索瘤影像学发展及展望 / 013

6.X 线检查技术 / 013

7.CT 扫描 / 015

8.MRI 扫描 / 018

9. 核医学的运用 / 023

10. 鉴别诊断 / 024

11. 展望 / 026

12. 典型案例展示 / 027

脊索瘤手术相关技术的辅助 / 033

13. 患者的基础生理状况 / 034

14. 脊索瘤影像学表现 / 035

15. 术前经导管动脉栓塞术 / 035

16. 新技术辅助下的脊索瘤手术 / 036

17. 术中磁共振 / 037

18. 术中导航 / 037

19. 术中电生理监测 / 037

脊索瘤放化疗的有效性 / 040

20. 放疗能够改善脊索瘤的预后 / 040

21. 脊索瘤的药物治疗 / 042

脊索瘤的分子靶向治疗和免疫治疗 / 047

22. 脊索瘤术后放化疗效果差，需要新型治疗方法改善患者预后 / 047

23. 脊索瘤的潜在治疗靶点 / 047

24. 针对脊索瘤分子标志物 Brachyury 的分子靶向及免疫治疗 / 048

25. 针对受体酪氨酸激酶的分子靶向治疗 / 049

26. 针对 PI3K/AKT/mTOR 信号通路的分子靶向治疗 / 051

27. 针对转化生长因子 - β 的分子靶向治疗 / 053

28. 针对细胞周期蛋白依赖性激酶的分子靶向治疗 / 054

29. 针对 SMARCB1/INI-1 的分子靶向治疗 / 055

30. 靶向 PD-1/ PD-L1 的免疫治疗 / 056

31. 微小核糖核酸在脊索瘤治疗中的应用 / 059

32. 脊索瘤药物治疗的难点思考 / 060

脊索瘤临床前研究模型的建立 / 075

33. 临床前研究模型是研究肿瘤发病机制及治疗方法的必备工具 / 075

34. 脊索瘤的临床前模型 / 076

35. 展望未来：建立原位异体移植物与基因工程动物模型 / 078

脊索瘤临床前研究及展望 / 082

36. 颅内脊索瘤相关的临床研究数量丰富 / 082

37. 脊索瘤相关的临床研究具有鲜明的特点 / 083

38. 脊索瘤的临床研究热点集中于术后放疗与靶向治疗，复发脊索瘤的
    治疗策略是难点 / 085

39. 展望 / 085

典型病例 / 089

40. 病例一　软骨样脊索瘤 / 089

41. 病例二　经典型脊索瘤 / 093

42. 病例三　脊索瘤 / 105

43. 病例四　软骨样脊索瘤 / 110

44. 病例五　脊索瘤 / 114

45. 病例六　去分化脊索瘤 / 120

出版者后记 / 129

脊索瘤的概述及流行病学

1. 脊索瘤虽组织学表现偏良性，但生物学行为呈恶性

脊索瘤是一种相对罕见的低度恶性肿瘤，占恶性骨肿瘤的1%～4%，在人群中的发病率低于百万分之一。由于脊索瘤是一种起源于残存脊索细胞的肿瘤，因此其好发于身体中轴线，常见部位为颅底斜坡及骶尾部。多数脊索瘤生长速度缓慢，仅局部生长，类似良性肿瘤；然而其对其周围骨骼及神经组织存在明显侵袭性，且有少数报道提及脊索瘤存在远处转移病例，存在部分恶性肿瘤特点。

2. 脊索瘤流行病学特点

由于脊索瘤发病率低，病例罕见，因此世界范围内关于脊索瘤的大宗病例的流行病学调查极少。Bakker 等在 2013 年发表在

European Spinal Journal 上的脊索瘤的系统回顾中从 1383 篇文献中分析出 7 例数据全面的大宗病例流行病学调查，这些文章中病例数从 400～1062 例不等，其中对于发病率的描述差异极大，数值从 0.18/10 万～ 0.84/10 万不等。对于美国发表的通过研究肿瘤监测流行病学和最终结果数据库（surveillance epidemiology and end results program，SEER）数据得出的脊索瘤年发病率在 0.8/10 万的数据通常被引用，但是这与欧洲各国及中国台湾地区的研究数据，年发病率在（0.18 ～ 0.52）/10 万，是有出入的。对于这个情况出现的可能原因，Bakker 等给出的解释是可能存在人种之间的差异，不同人种间的确存在着发病率的显著差异。此外，另一种解释认为，差异可能来自于欧洲国家和中国台湾地区，部分颅底脊索瘤在诊断时被误诊为颅底软骨肉瘤。对于颅底脊索瘤，患者主要集中在 40 岁左右，而结合脊柱及颅底患者的文章，患者年龄主要在 50 余岁。此外，从发病率上来看，男性明显多于女性，所有文献中都提示了这一点。

McMaster 等于 2001 年发布在 *Cancer Causes and Control* 上的文章总结了 1973—1995 年 23 年间美国 SEER 上的 400 例脊索瘤患者的数据，其研究结果显示美国人群中脊索瘤发病率约在 0.08/10 万，性别分布上男性发病率稍高于女性，男性为 0.1/10 万，女性为 0.06/10 万。年龄分布上小于 40 岁的患者罕见，平均年龄为 58.5 岁，且人种特征上黑种人患者明显较少。患者的中位总生存时间为 6.29 年，5 年生存率、10 年生存率分别为 67.6% 及

39.9%。此文章数据显示 32% 的脊索瘤生长于颅底，32.8% 生长在脊柱，29.2% 生长于骶尾部。这篇文献被广泛引用，也成了现在大家对于脊索瘤的一个相对统一的共识。

Smoll 等 2013 年发表在 *Cancer* 上的文章总结了 1973—2009 年 SEER 上共 1062 例脊索瘤患者，根据其研究结果，脊索瘤的年发病率为 0.084/10 万，其中 0～15 岁人群的年发病率为 0.014/10 万，16～39 岁人群发病率为 0.043/10 万，而 40～64 岁发病率为 0.108/10 万，65 岁及 65 岁以上发病率为 0.262/10 万。由此可以明显地看出，随着年龄的增长，其年发病率稳步增长。男性发病率相对于女性发病率仍然显著较高，男性为 0.106/10 万，女性为 0.066/10 万，其男女比例大约为 1.6∶1，这个比例在不同年龄组中基本一致。脊索瘤平均发病年龄为 58 岁，其四分点发病年龄为 29 岁，这一数值在男性和女性中均一致。大约 65% 的患者在 65 岁以前得到确诊。此篇文章数据与 McMaster 在 2001 年发表的文章数据极为接近，病例数量较前进一步扩充，且病例存在部分重叠，是目前文献报道中病例量最大的回顾性研究。但相比前篇，本文未对疾病发生部位进行进一步细分。

Whelan 等 2011 年发表在 *International Journal of Cancer* 上的文章总结了 1979—2007 年英国恶性骨肉瘤的发病率及死亡率情况，11 002 例患者中包括 544 例脊索瘤患者，其发病率大约以 10 年为一阶段分别进行统计，1979—1987 年为 0.03/10 万，1988—1997 年为 0.03/10 万，1998—2007 年为 0.04/10 万，其文章未对患者平均年龄及性别占比进行单独统计，但是单独描述了脊索瘤的发生位置比例。其中颅底占比 26%，脊柱占比 23%，骶尾部占比 45%，其余占比 12% 为其他部位或未描述部位。可以看到相对于美国公布的数据，欧洲数据发病率显著偏低，且常见部位发病比例存在一定差异。

除了欧美人群外，世界其他地区也有部分脊索瘤流行病学研究报道。Wu Hung 等 2014 年在 *Annals of Surgical Oncology* 上发表的文章对 2003—2010 年台湾肿瘤研究中心的原发骨肿瘤患者的流行病学情况进行了描述，其报道的 1238 例患者中包括 83 例脊索瘤患者（男性 56 例，女性 27 例），其年发病率为 0.04/10 万左右。这一发病率与欧洲报道接近，但较美国文献报道发病率显著低。从年龄分布上来看，0 ～ 24 岁组有 6 例患者（男性 4 例，女性 2 例），25 ～ 59 岁病例组有 48 例患者（男性 32 例，女性 16 例），60 岁及 60 岁以上病例组有 29 例患者（男性 20 例，女性 9 例）。从性别分布上，男性发病率明显较女性高，男女比例大约为 2∶1，其中男性发病率为 0.052/10 万，女性发病率为 0.025/10 万，每个年龄段比例基本一致。脊索瘤发生部位本文并未统计。这是现有的对于东亚人群脊索瘤情况较全面的分析。

3. 脊索瘤部位不同，预后不同

由于脊索瘤好发于身体中线部位骨骼，常见位置包括颅底、脊柱及骶尾部三部分，因此治疗上患者往往分别前往神经外科、

骨科、脊柱外科等专业科室就诊。因此，相关专业科室医生从本科室角度整理并发表了一些文献。

颅底脊索瘤患者平均发病年龄主要集中在 40～49 岁，较骶尾部及脊柱脊索瘤患者发病早。这可能主要与颅内空间相对更加狭小，更容易早期出现症状有关。对于颅底脊索瘤，年龄大于 40 岁，未完整切除，病理为未分化型，存在前期治疗病史，肿瘤大小大于 25 cm^3，肿瘤紧密附着于重要结构，压迫脑干，侵犯鼻咽或眼球组织，以及未行或行低剂量放疗均是无进展生存期及总生存时间的显著不良因素。特殊的是，性别对于无进展生存期无影响，但却是总生存期的不良因素。

对于脊柱脊索瘤来说，无进展生存期的显著不良预后因素是相对较大的肿瘤，病理未分化亚型，术前 Frankel 评分 A～C，年龄较大，手术切缘不充分，非整块切除（与整块切除相比），既往治疗史或侵入性诊断，在其他医院进行的手术，以及位于 C1～C2 或 S1～S5 的肿瘤。关于总生存期的显着不良预后因素则包括，相对较大的肿瘤，年龄较大，诊断年龄较早，既往治疗，Enneking Ⅱ～Ⅲ期，肿瘤位置较低，肿瘤浸润程度增加，远处转移存在，肿瘤位于在 C1 或 C2 或 S1～S5 中，KPS 评分＜80，无术前肿瘤栓塞，术后并发症，手术切缘不足及非整块切除（与整块切除相比）。

集中于骶尾部的脊索瘤研究提示，对无进展生存期有显著影响的不良预后因素有女性，有既往切除史和周围肌肉入侵。对于总生存率的显着不良预后因素是局部复发，转移的存在，既往切除史和病变级别较高。

可以看出，虽然不同部位的脊索瘤的无进展生存时间和总生存时间的显著不良因素存在一定差别，但是总体上看手术切缘不足、年龄较大、无辅助放射治疗或行低剂量的放射治疗及肿瘤体积较大是各个部位脊索瘤共同的不良因素。这为我们判断脊索瘤患者预后提供了一定的帮助。

参考文献

1. BAKKER S H, JACOBS W C H, PONDAAG W, et al. Chordoma：a systematic review of the epidemiology and clinical prognostic factors predicting progression-free and overall survival. Eur Spine J，2018，27（12）：3043-3058.

2. BERGH P, KINDBLOM L G, GUNTERBERG B, et al. Prognostic factors in chordoma of the sacrum and mobile spine：a study of 39 patients. Cancer, 2000, 88 (9)：2122-2134.

3. HUNG G Y, HORNG J L, YEN H J, et al.Incidence patterns of primary bone cancer in taiwan （2003—2010）：a population-based study. Ann Surg Oncol，2014，21 (8)：2490-2498.

4. MCGIRT M J, GOKASLAN Z L, CHAICHANA K L.Preoperative grading scale to predict survival in patients undergoing resection of malignant primary osseous spinal neoplasms. Spine J，2011，11 (3)：190-196.

5. MCMASTER M L, GOLDSTEIN A M, BROMLEY C M, et al. Chordoma：

incidence and survival patterns in the United States, 1973-1995. Cancer Causes Control, 2001, 12 (1): 1-11.

6. O'CONNELL J X, RENARD L G, LIEBSCH N J, et al.Base of skull chordoma. A correlative study of histologic and clinical features of 62 cases. Cancer, 1994, 74 (8): 2261-2267.

7. SCHWAB J H, HEALEY J H, ROSE P, et al. The surgical management of sacral chordomas. Spine (Phila Pa 1976), 2009, 34 (24): 2700-2704.

8. SMOLL N R, GAUTSCHI O P, RADOVANOVIC I, et al.Incidence and relative survival of chordomas: the standardized mortality ratio and the impact of chordomas on a population. Cancer, 2013, 119 (11): 2029-2037.

9. WHELAN J, MCTIERNAN A, COOPER N, et al.Incidence and survival of malignant bone sarcomas in England 1979-2007. Int J Cancer, 2012, 131 (4): E508-E517.

10. WU Z, ZHANG J, ZHANG L, et al. Prognostic factors for long-term outcome of patients with surgical resection of skull base chordomas-106 cases review in one institution. Neurosurg Rev, 2010, 33 (4): 451-456.

（陈雨佳　整理）

脊索瘤病理观点

4. 脊索瘤的病因学

脊索瘤最早由 Virchow 于 1857 年在显微镜下发现。他描述了脊索瘤特有的胞内类似泡沫的空泡，他称之为空泡细胞，目前已成为其组织病理学的同义词。脊索瘤胞内的这些空泡即使不是致病性的，也是疾病一个明显的特征。这些空泡细胞即使没有特征性，也有一定的区别作用。Virchow 假设脊索瘤来源于软骨，然而，目前的证据表明，它们来源于椎体内和轴向骨架内未分化的脊索残余物。

随后，基于脊索组织来源的假说，Ribbert 首先在 19 世纪 90 年代引入了脊索瘤这一术语。对人类胚胎和胎儿的检查及对小鼠的细胞追踪实验表明，脊索细胞巢的分布部位与脊索瘤的发生的部位相对应分布。虽然几乎没有直接证据表明脊索细胞可以转变为脊索瘤，但与肿瘤病变相比，这些原始细胞的分子表型表明它们确实是转化的可能来源。也许最令人信服的证据是脊索性假说是在家族性脊索瘤中发现的转录因子 T 基因（*Brachyury*）中的基因重复。作为脊索发育中的重要转录因子，*Brachyury* 在轴向骨架中正常和胚胎性未分化的脊索组织中正常表达。高分辨率阵列比较基因组杂交技术在家族性脊索瘤患者肿瘤样本中 6q27 区域显示了独特的重复，该重复区域仅包含 *Brachyury* 基因。与其他骨或软骨病变相比，该基因在几乎在所有散发性脊索瘤中特异性过表达。*Brachyury* 调节几种引人注目的干细胞基因，涉及促进其他人类癌的上皮—间质转化。虽然目前尚不清楚 *Brachyury* 在脊索瘤发病机制中的作用，但拷贝数的异常增加和样本中的过表达表明它可能是这种癌症发生和进展的关键分子驱动因素。

总之，三个基本观察结果支持残余脊索组织来源的假设：①脊索组织残留的位置与脊索瘤的分布密切相关；②这些残余的脊索组织与脊索瘤表现的组织病理学之间存在形态学相似性；③两者都有相似的免疫表型。

5. 分子病理诊断和鉴别诊断

准确诊断脊柱和颅底肿瘤具有重要的预后意义。脊索瘤和软骨肉瘤代表两种生物学上不同的间充质肿瘤类别，它们具有形态学相似性，并且通常存在于整个神经轴的相似位置，然而，它们对治疗的反应不同。在诊断上区分这两种疾病的进展已经为这些患者的手术和术后管理提供了相当深入的见解。细针穿刺活检（或骨性病变的核心针穿刺活检）已被认为是在切除术前建立肿瘤学上诊断的合理方法，同时注意避免肿瘤播种。脊索瘤表现出不同程度的组织非典型性，组织病理学特征与生物学行为之间的关系仍然是一个备受关注而有争议的研究领域。脊索瘤表现为三种组织学变异之一：经典（也称为传统型），软骨样或去分化型。经典的脊索瘤表现为柔软的灰白色分叶状肿瘤，由被纤维隔开的细胞群组成。它们具有圆形核和丰富的、空泡化的细胞质，描述为具有空泡细胞（具有气泡或空泡）。与经典脊索瘤不同，软骨样脊索瘤在组织学上显示出脊索瘤和软骨肉瘤（一种恶性软骨形成肿瘤）的特征。既往认为脊索瘤特征性的拥有空泡细胞、S-100和上皮标志物如上皮膜抗原和细胞角蛋白的免疫反应性可以在病理上将其与软骨肉瘤相鉴别。

然而，直到最近，软骨样脊索瘤和软骨肉瘤具有共同的S-100免疫反应性，因此区分两者具有挑战性。临床上难以通过小活检组织检测细胞角蛋白的表达。几个研究小组假设脊索发育转录因子 *Brachyury* 可能是一种新的脊索瘤鉴别生物标志物。该假设通过基于组织微阵列的分析验证，该分析评估了103个颅底和头颈部软骨样肿瘤。研究人员将 *Brachyury* 鉴定为脊索瘤的鉴别生物标志物，并且当与细胞角蛋白染色结合时，用于检测脊索瘤的灵敏度和特异性分别为98%和100%。用于区分脊索瘤与其他软骨样病变的染色质已成为诊断期间病理学工作中不可或缺的部分。

参考文献

1. STACCHIOTTI S, SOMMER J. Building a global consensus approach to chordoma: a position paper from the medical and patient community. Lancet Oncology, 2015, 16 (2): E71-E83.

2. RIBBERT H.Uber die ecchondosis physaliphora sphenooccipitalis.Centralbl Allg Pathol Anat, 1894, 5: 457-461.

3. YANG X H R, Ng D, ALCORTA D A, et al. T (Brachyury) gene duplication confers major susceptibility to familial chordoma. Nature Genetics, 2009, 41 (11): 1176-1178.

4. PRESNEAU N, SHALABY A, YE H T, et al. Role of the transcription factor T (Brachyury) in the pathogenesis of sporadic chordoma: A genetic and functional-based study. Journal of Pathology, 2011, 223 (3): 327-335.

5. PILLAY N, PLAGNOL V, TARPEY P S, et al. A common single-nucleotide variant in T is strongly associated with chordoma. Nature Genetics, 2012, 44 (11): 1185-1187.

6. WU Z, WANG K, WANG L, et al. The Brachyury gly177asp snp is not associated with a risk of skull base chordoma in the chinese population. International journal of molecular sciences, 2013, 14 (11): 21258-21265.

7. WANG K, HU Q, WANG L, et al. T gene isoform expression pattern is significantly different between chordomas and notochords. Biochemical and biophysical research communications, 2015, 467 (2): 261-267.

8. WALCOTT B P, NAHED B V, MOHYELDIN A, et al. Chordoma: Current

concepts, management, and future directions. Lancet Oncology, 2012, 13 (2):
E69-E76.

9. ABENOZA P, SIBLEY R K. Chordoma: an immunohistologic study. Hum
Pathol, 1986, 17 (7): 744-747.

10. VUJOVIC S, HENDERSON S, PRESNEAU N, et al. Brachyury, a crucial
regulator of notochordal development, is a novel biomarker for chordomas. Journal of
Pathology, 2006, 209 (2): 157-165.

11. TIRABOSCO R, MANGHAM D C, ROSENBERG A E, et al. Brachyury
expression in extra-axial skeletal and soft tissue chordomas: a marker that distinguishes
chordoma from mixed tumor/myoepithelioma/parachordoma in soft tissue. American
Journal of Surgical Pathology, 2008, 32 (4): 572-580.

（翁建聪　整理）

中国医学临床百家

脊索瘤影像学发展及展望

Virchow 等于 1857 年首次对脊索瘤的病理特征进行了描述。随后，影像学的检查手段，包括 X 线检查技术、电子计算机断层扫描（computerized tomography，CT）及磁共振成像（magnetic resonance imaging，MRI）等，先后用于脊索瘤的诊断。

这些检查技术的不断发展与成熟，显著提高了脊索瘤诊断水平。目前也成为脊索瘤患者肿瘤术前评估的常规辅助检查手段，作为制定具体手术入路、指导后续治疗及预测预后的临床依据。同时，在患者术后的定期随访中，影像学检查是监测肿瘤复发或进展的重要手段。另一方面，新兴的影像学诊断技术，为疾病的诊断提供了更丰富、具体的信息。

6. X 线检查技术

X 线是最早用于脊索瘤诊断的影像学手段。X 线平片上，一般仅能观察体积较大脊索瘤的骨质破坏情况，表现为病变区广泛的骨质破坏，并伴肿瘤内散在不同程度的点状或结节状钙化。颅底和脊椎部位脊索瘤的 X 线表现，与骶尾部脊索瘤略有不同。

（1）脊索瘤 X 线平片上的表现

颅内脊索瘤常见蝶骨底和枕骨底骨质破坏，偶可见蝶鞍扩张，而钙化罕见。当肿瘤向鼻咽部发展时，可见鼻咽部软组织影。脊椎部肿瘤常表现为脊椎骨质破坏，可累及 2 个或 2 个以上邻近椎体。脊索瘤首先侵袭脊椎椎体，然后侵袭脊椎椎弓，从而影响脊柱的稳定性。X 线平片在骶尾部肿瘤的检查中较为常用。骶尾部脊索瘤在 X 线平片上表现为膨胀性、溶骨性骨质破坏，肿瘤内可见点状模糊钙化影。一般仅能在肿瘤较大时才能被发现，且不具有特征性。若肿瘤位于骶尾部，肿瘤可向外发展表现为皮下软组织肿块，或向盆腔内发展，与盆腔内起源肿瘤一样，压迫泌尿道或消化道。脊索瘤比其他的类型恶性肿瘤更容易累及相邻多个脊椎节段。

（2）基于 X 线的其他影像学技术

脊髓造影术可显示部分位于椎管内的脊索瘤，对于肿瘤体积大的、位于高骶椎（S1 或 S2）脊索瘤，脊髓造影术有一定意义。硬脊膜外的脊索瘤可表现为造影剂滞留，相应部位的蛛网膜下腔逐渐变窄。骶尾部肿瘤骨质破坏很常见，可出现在肿瘤发展的任何阶段，但累及部位骨质扩张仅可见于早期（在侧位片尤为清楚）。这些肿瘤在 X 线平片表现为边界清晰的软组织影，可见残留为受累的骨组织和不规则钙化灶。血管造影术：在 CT 运用之前，血管造影术是用来评估脊索瘤体积或生长方向相对常见的手段。这一方法主要通过血管结构的生长情况或移位来间接判断肿瘤体检的大小。但即使是数字减影血管造影技术（digital subtraction angiography，DSA），骶尾部脊索瘤也难以发现肿瘤内有异常循环。这与颅内脊索瘤稍有不同，因其高达50%可见肿瘤内有异常循环。

（3）X线技术的局限

各种X线检查手段可对肿瘤病变进行初步定位。但由于X线平片密度分辨率低，在颅底脊索瘤、脊椎部脊索瘤或骶尾部脊索瘤等成像受三维结构重叠重影影响，不能提供充分的证据提示肿瘤的性质，对判断肿瘤性质价值有限，且部分检查为有创检查，现已不被作为诊断的首选影像学检查手段。

7. CT 扫描

1972年，Hounsfield研发了第一台商用基于X线的CT扫描机，随后CT扫面应用于医学领域。CT扫描充分利用从不同角度获得的X线数据，再经计算机处理，合成感兴趣区域的断层扫描，成为活体上无创观察人体解剖结构的有效手段。近20年，CT扫描在疾病诊断中应用激增，CT相关技术也得到了发展。与只能获得轴位（或横断位）的传统CT不同，借助于数据几何处理技术，现代CT进一步经处理实现三维成像。

（1）CT扫描优势

20世纪80年代初，开始有研究描述脊索瘤的CT上的特征。与X线相比，CT分辨率更高，CT扫描可鉴别出密度差异小于1%的组织，对骨质破坏、钙化或软组织显影优于X线。CT扫描可无不受脏器重叠的影响，可以清楚显示脊索瘤的边界及其与周围正常组织的关系。通过连续CT扫描或螺旋CT扫描，经处理后可依据需要生成轴位断面、冠状位断面和矢状位断面，可为手术入路的制订、颅底重建计划的设计等提供更为准确的影像学信息。

（2）CT扫描的不足

CT扫描时所需要的放射线的剂量与扫描区域、患者体格、扫描层数和图像分辨率等因素有关。CT扫描辐射暴露会造成细胞损伤，进而发展为放射线诱导肿瘤。一次CT扫描所暴露的剂量，相当于300次接受胸部平片扫描所暴露的放射线剂量。放射线剂量的增加，致癌风险升高。研究表明，每1800次CT扫描就会导致1例肿瘤发生。而且，辐射诱导肿瘤发生的风险与年龄密切关系。但年龄越大，发生肿瘤的风险越小。

CT扫描采用对比增强剂多为含碘的化合物，造影剂在使用时有相关的不良反应。常见较轻的反应如恶心、呕吐和瘙痒等。以往的造影剂的过敏感应率可达1%。但新的造影剂渗透率低，过敏反应率降到了0.01%～0.04%。此外，造影剂有肾脏毒性，在肾功能不全的患者需谨慎使用。

（3）斜坡脊索瘤 CT 表现

CT 平扫上，脊索瘤呈伴广泛溶骨性骨质破坏的等密度或稍高密度软组织肿块。这些肿瘤最常见于斜坡或蝶枕软骨结合处，向多个方向发展。亦可见脊索瘤起源于枕骨基底、蝶鞍或更少见的鞍旁。近一半患者（46.7%）肿瘤可有不同程度的钙化影，但有时很难区别被肿瘤组织分隔的坏死骨质与肿瘤病理性钙化。肿瘤内单发或多发低密度影的脊索瘤，其直径都大于或等于 4 cm，这与脊柱及骶尾部脊索瘤一样，可能与病理上发现的黏液状或凝胶状物质有关。轴位和冠状位 CT 扫描，有评估肿瘤的三维边界。增强扫描可见肿瘤不同程度强化，肿瘤外缘强化效果更明显。

（4）脊柱脊索瘤的 CT 表现

骶骨较薄，位置较深，即便是在骨质的正常形态影像学上也难以显示。虽然脊索瘤为惰性生长的肿瘤，但因骶尾部脊索瘤可向脊柱前盆腔生长，患者常早期无明显临床症状，故当发现时，肿瘤病灶往往较大且累及多个脊椎节段。CT 检查上，骶尾部脊索瘤的骨质破坏率在原发和复发的脊索瘤分别为 93% 和 90%，高于 X 线平片（分别为 78% 和 75%）。其中，骨质破坏多同时累及脊柱前部和后部，局限累及脊柱后部骨皮质非常罕见。X 线平片上，近一半（44%）患者可见钙化影，远低于 CT 检查（87%）。Smith 等将钙化片分为两类：①大块、不规则形，可位于肿瘤中心或外周，可能是被肿瘤组织分离的坏死骨组织；②小块型，多位于中心，可能是异常钙化组织。由于受盆腔内容物如膀胱、粪便或气体影响，仅 60% 患者在 X 线平片可见软组织影。CT 检查上，可观察到软组织影的患者高达 90%。软组织肿块的体积较大，常向腹腔方向生长但也可向背侧发展。肿瘤多表现为等密度，但也有 35% 患者发现瘤内不规则低密度影，这可能与坏死有关。

（5）CT 发展前景

除了日常工作中所提及的基于 X 线的 CT 外，CT 扫描还包括了正电子发射断层显像（positron emission computed tomography，PET）和单光子发射计算机断层扫描（single-photon emission computed tomography，SPECT）。正在研究的光子计数探测器 CT 扫描仪（photon-counting CT scanner，PCD），具有改善信号噪声比、减少辐射剂量、提高空间分辨率及整合多种能量等优势。

8. MRI 扫描

MRI 在脊索瘤诊断中的运用，稍晚于 CT。受技术局限，早期研究使用的 0.3 Tesla 或 0.5 Tesla MRI 分辨率较 CT 低。随着技术的完善，MRI 的分辨率逐渐得到提高。在临床上，在我国一些大型医疗中心配备 3 Tesla MRI 技术。3 Tesla MRI 扫描成为大部分实体肿瘤影像学评估的常规手段，其成像所示肿瘤与周围软组织的结构的分辨率明显优于 CT，有无电离辐射等优势，较 MRI

的增强剂（扎），过敏样反应发生率、肾毒性更低，较 CT 的增强剂（碘化造影剂）更加安全，已然成为临床诊断中枢神经系统肿瘤的首选检查手段。同时，MRI 成像技术也用于术中立体定向和外科放射定位。

2017 年，德国西门子 7 Tesla MRI 获 FDA 和 CE 的临床诊断应用许可，在美国梅奥诊所等多家中心，应用于临床。理论上，已能将分辨率 MRI 提高至组织水平，中国科学院等国内研究中心已拥有 10 T，正在攻克 14 T 技术。与此同时，MRI 检查序列不断得到扩展，为脊索瘤的诊断和鉴别诊断提供了更丰富的信息。

（1）脊索瘤 MRI 扫描上的表现

MRI 组织对比更明显、可显示更多的解剖细节，在评估肿瘤体积大小、位置及肿瘤与周围神经血管等组织的关系上优于 CT，是评估颅内脊索瘤治疗前后差别的最佳影像学检查手段。T_1 加权的 MRI 上，颅内脊索瘤表现为中等至低信号，相比肌肉组织低或等、相比灰质等或低及相比白质低。正常斜坡富含脂质，在 T_1 呈高信号影，故脊索瘤在 T_1 序列很容易被辨别出来。但当肿瘤内出血或肿瘤内黏液聚集时，T_1 上也可表现为高信号。若瘤内有出血时，可附加行梯度回波序列（gradient-echo imaging，GRE），T_1 上高信号的出血灶可变为低信号。T_2 加权的 MRI 上，脊索瘤表现为高信号，这可能与肿瘤内部空泡化细胞富含水分有关。但肿瘤之间有时可见低信号分隔影，这与肿瘤形态学上多叶有关。瘤内不规则 T_2 低信号可能与肿瘤内钙化或死骨、出血后血液降解产物（含铁血黄素和铁蛋白）和黏液富集等有关。增强MRI 上表现为中度至显著不均匀强化。当肿瘤内坏死比较明显或瘤内大量黏液组织富集时，偶尔也可表现为轻度强化，甚至无强化。强化时，肿瘤内部低信号，可使脊索瘤有"蜂窝"样表现。当诊断位于斜坡内的小脊索瘤时，对比增强序列可与脂质抑酯相（fluid-attenuated inversion recovery，FLAIR）结合。

（2）MRI 扫描与肿瘤亚型判断

软骨型脊索瘤中，肿瘤内水分及凝胶样基质被局灶的软骨基质取代，MRI 扫描时，这种亚型脊索瘤的 T_1 和 T_2 值比经典型脊索瘤低。软骨型脊索瘤预后比经典型脊索瘤更好，术前若能鉴别，对于预后判断有重要的临床价值。但 Meyers 等的研究结果则与此结论相左，并提出通过 MRI 的信号特征并不能明显区别这两种亚型。但他们认为，颅底脊索瘤若偏中线，软骨型脊索瘤的可能较大。

（3）肿瘤生长方向

肿瘤起源于中线斜坡的脊索可向前方、侧方、后方、下方和上方生长，分别累及鞍区、岩尖或中颅窝、桥前池、枕骨大孔或鼻咽部及视交叉或三脑室。肿瘤通常向多个方向生长。向前方生长的肿瘤可累及蝶窦或后组筛窦；前下方生长的肿瘤可累及鼻咽和咽旁间隙；后下方向生长的肿瘤可累及颈静脉孔和枕大孔，甚至破坏寰椎及其他颈椎骨质；侧方生长的肿瘤侵犯中颅窝，向后累及岩尖；向后方生长可累及基底池、压迫脑干；肿瘤常累及前方视觉通路和桥前池、海绵窦内的颅神经。

（4）弥散张量成像技术序列在脊索瘤中的应用

近年来，有关弥散张量成像技术（diffusion-weighted imaging，DWI）在脊索瘤的鉴别诊断和预后研究中不断增多。DWI技术是基于细胞外水分布朗运动受限成像。表观弥散系数（apparent diffusion coefficient，ADC）是评估水分子弥散运动的量化指标。水分子的弥散可反映出肿瘤组织细胞丰富程度、核质比与细胞外基质成分变化等，借此评估肿瘤组织的结构特征，以辅助鉴别良、恶性肿瘤。在脊索瘤的研究中，DWI序列可用来鉴别脊索瘤和软骨肉瘤，具体表现为脊索瘤的ADC值比软骨肉瘤的ADC值要低。这反映了恶性程度高的肿瘤，肿瘤细胞密度更高，ADC值更低。但目前尚需要更多的研究证实DWI在脊索瘤的鉴别诊断及预后评估中的价值。

（5）动态增强MRI

最近有研究报道称，动态对比增强MRI可反映肿瘤组织灌注和部分生物学特性，亦具有鉴别诊断价值。脊索瘤的动态MRI信号曲线可分为上升期、平台期和消退期。动态MRI上，脊索瘤表现为"缓慢持续强化"。脊索瘤的缓慢强化反映了肿瘤的血供不丰富；而在增强后呈持续性强化，则与脊索瘤细胞或间质的黏蛋白对造影剂具有吸附作用有关。

（6）MRI 扫描的不足

MRI 扫描也存在一些不足。首先，MRI 检查会给受检者带来不适。与 CT 相比，MRI 检查耗时更长，噪音大，患者需要长时间躺在有限空间的检查仪器上，不适于小儿、幽闭症等患者；对于体内植入金属医疗器材（心脏起搏器、体内弹片残留、耳内助听装置、眼内金属植入器、脑室腹腔分流调节器等）的患者，高场强 MRI 会影响医疗器械参数甚至带来生命风险。此外，在做具体选择时，需要考虑 MRI 伪影及相对高昂的费用问题。

（7）脊索瘤血供的评估

脊索瘤富含血管，术前准确评估肿瘤血供，对手术方案的制定有重要意义。在 MRI 的 T_2 序列上，即可看见表现为"流空影"的肿瘤供血血管。同时，在大部分的脊索瘤中，可以观察到颈内动脉和基底动脉。高达 79% 的颅内脊索瘤中可见肿瘤推挤或部分包裹颅内动脉。因为肿瘤质地较软，血管组织可将肿瘤组织分离而不至于影响血管管腔的大小，故即便肿瘤包裹正常动脉，但受累的动脉管腔很少变窄。

然而血管造影在评估肿瘤包裹血管情况时，常依赖于外部病灶压迫所致管腔狭窄的间接证据。仅当肿瘤明显压迫、包裹颈内动脉或椎动脉时，血管造影才能分别出来。故此，MRA 评估肿瘤包裹血管的效果优于血管造影。当肿瘤静脉受累或有静脉性梗阻时，MRV 序列可鉴别出来。颈内动脉临时气球阻断可辅助判断患者是否能耐受颈内动脉完全阻断后的神经功能障碍。

（8）骶尾部脊索瘤

MRI 矢状位能更好地评估肿瘤向前方生长的情况。冠状位则可显示骶神经根受累情况。典型的骶尾部脊索瘤的表现为 T_1WI 低信号为主的混杂信号，T_2WI 为高信号为主的混杂信号，可见出血（T_1WI 高信号）、坏死、囊变、假性薄膜等。在矢状位上，肿瘤破入椎管后沿椎管向上生长，可表现为"反引号征"。增强扫描上，可见肿瘤表现为"蜂窝征"。肿瘤若继续进展，可累及骶髂关节或臀部肌肉。

9. 核医学的运用

目前，有关脊索瘤分子影像学的研究不多，仅有零散的案例报道描述脊柱脊索瘤的正电子发射断层扫描（positron emission tomography，PET）上的表现特征。这些研究显示骶尾部脊索瘤灶对氟脱氧葡萄糖（fluorodeoxyglucose，^{18}F-FDG）的摄取呈中度、异质性。颅底脊索瘤、骶尾部脊索瘤和脊柱部位脊索瘤有着相同的分子表达特征，是同一种肿瘤。这些证据表明，PET 的运用，可能在发现转移灶上有一定价值，并被个案研究报道所证实。值得一提的是，相比肿瘤远处转移，肿瘤局部控制的情况对脊索瘤患者的远期预后影响更大。F-FDG-PET 用于药物治疗脊索瘤患者治疗后效果评估上。其他载体如 GA-DOTA-TATE PET 和 FMISO-PET-CT 尚处于研究中。

基于 PET-CT 的分子影像学研究数据仍不足，但随着未来更多研究的开展，可以明确 PET-CT 的优势。PET-MRI 具有更高的空间分辨率，相比 PET-CT 能提供更多影像学信息，但目前仍缺乏相关研究。分子影像学领域的进展，有望进一步推动术前脊索瘤精准诊断的进步。基于 PET 的分子影像可很好地实现将分子影像学进展运用于临床的目标。

10. 鉴别诊断

（1）软骨肉瘤

无论是颅底脊索瘤或脊柱脊索瘤，均需要与软骨肉瘤相鉴别。颅底的软骨肉瘤常与脊索瘤可有相似的临床症状、影像学特征和组织学表现，鉴别非常困难。不同于脊索瘤，大部分颅内软骨肉瘤多起源于岩枕裂的软骨结合处，故肿瘤部位多发生在颅底更外侧。但软骨肉瘤偶尔也可起源于中线。这两种肿瘤的 T_1 加权像和 T_2 权像类似，但软骨肉瘤强化不如脊索瘤明显。当软骨肉瘤中出现线样、球状、弓样钙化（成骨）有助于与脊索瘤相鉴别（溶骨）。但需要注意的是，软骨型脊索瘤亦会有与软骨肉瘤表现类似的骨化特征。基于此，不少研究认为这两类肿瘤，通过影像学不能做出有效地鉴别。近年来的研究认为，DWI 序列中，软骨肉瘤的 ADC 值高于脊索瘤，可借此将两者进行鉴别。

（2）斜坡脑膜瘤

颅底的脑膜瘤发病率高，脑膜瘤是需要与斜坡脊索瘤重点鉴别的另一肿瘤。虽然脑膜瘤的在影像学的表现可不典型，但脑膜瘤影像学上可表现为轴外生长伴骨质破坏和退行性钙化，表现出脊索瘤的特征。这两种肿瘤都呈膨胀性生长，但在脊索瘤中，肿瘤周围脑组织水肿的情况少见，但在脑膜瘤中，肿瘤周围脑组织水肿发生率可达60％。蝶骨嵴脑膜瘤可向海绵窦和蝶骨体方向生长，脊索瘤也可有相似的表现。但是，蝶骨翼脑膜瘤多伴有骨质增生、骨内板增厚，造成骨密度增高，同时约有20％的患者伴有骨质破坏。瘤内钙化是脑膜瘤的典型特征之一，但在脊索瘤中，块状钙化比较罕见。注射增强剂时，脑膜瘤表现明显、均一强化，脊索瘤强化不明显且不具备强化特征。此外，斜坡脑膜瘤有明显的脑膜附着，在增强扫描中可见"脑膜尾征"。

（3）良性脊索细胞瘤

如先前章节所述，脊索是胚胎源性结构，在怀孕第三周时开始发育，诱导脊柱生成。当脊柱发育完善后，脊索组织即退变形成髓核。胎儿出生后，在椎间盘可见脊索细胞，直至成年。脊索起源的良性肿瘤被统称为良性脊索细胞瘤（benign notochordal cell tumors，BNCTs）。BNCTs的影像学和组织学特征均有差异。BNCTs通常大小仅有数毫米，影像学上不易发现。当病灶大小在 $1 \sim 4$ cm 时，BNCTs 在 CT 上表现为骨小梁结构增厚所致骨质硬化，MRI 上可见病灶广泛累及椎体，T_1 表现为低至中等信号，T_2 表现为高信号，注射对比增强剂后病灶无明显强化。但 BNCTs 无骨小梁的溶骨性破坏和软组织肿块，这是与脊索瘤最主要的区别。

（4）骨巨细胞瘤

骨巨细胞瘤常发生在患者 20 ～ 40 岁，骶尾部脊索瘤的好发年龄为 40 ～ 70 岁。骨巨细胞呈膨胀性、偏心性生长，典型病变可见"皂泡征"，肿瘤常跨越骶髂关节累及髂骨，但无钙化或坏死骨片。发病部位上，骶骨骨巨细胞瘤多发生在骶骨上部，S1 ～ S3 水平，骶骨下部的骨巨细胞瘤少见。而骶尾部脊索瘤则与之相反，多发生在骶骨下部及尾骨上。骨巨细胞瘤血供丰富，强化明显，在动态增强 MRI 上表现为"快进快出"，而脊索瘤强化血管不丰富，强化不如骨巨细胞瘤明显，动态增强 MRI 上表现为"缓慢持续强化"。

11. 展望

经过近 40 年发展，脊索瘤的 CT 和 MRI 的影像学特征不断得到补充、完善，现已成为诊断和制订治疗计划的重要依据。除了这些传统的检查方式外，一些新兴的检查手段，也开始应用于脊索瘤的诊疗中。

放射性核素靶向治疗（targeted radionuclide therapy，TRT）是近年来肿瘤治疗领域上的研究热点。将放射性核素与肿瘤靶向药物结合，可将射线靶向传递到表达肿瘤细胞膜受体的肿瘤细胞上，从而达到对靶向区域精准放疗的效果。例如，GA-DOTA-TATE 是一种生长抑素类似物，在神经内分泌肿瘤中摄取增多，生长抑素受体介导的放射性核素放疗可能对这些肿瘤有效。GA-

DOTA-TATE 在脊索瘤细胞摄取也增多，生长抑素受体介导的放射性核素放疗有望成为治疗脊索瘤的新方法，但仍有待进一步研究。

影像学的研究近年来越来越关注影像组学。影像组学研究的是量化的肿瘤表型和微环境，如肿瘤信号、大小、形状、质地等，已被运用于临床诊断、治疗计划制订和肿瘤随访。测量这些影像数据，并研究其临床意义，可计算出不同个体预后。尽管有零散的研究，但仍需大量研究。

尽管现在有大量的影像学检查手段，但脊索瘤的诊断、评估对治疗的反应和随访仍依赖于传统的影像学。先进的检查手段、不同影像学检查方式组合和定量的检查方式等运用，将可以辅助实现更加个体化的治疗，更好地服务于临床。

12. 典型案例展示

（1）病例 1 患者的 MRI 扫描分析（图 1）

（2）病例 2 患者的 MRI 和 CT 表现（图 2）

（3）病例 3 患者的 MRI 扫描（图 3）

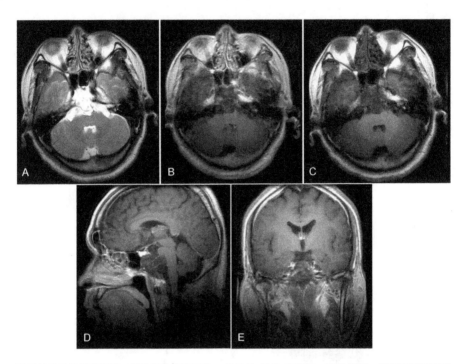

提示斜坡及鞍背膨胀性、团块状软组织肿块，呈长 T_2 长 T_1 信号影，边缘模糊，增强扫描轻度不均匀强化。脑干、第四脑室受压变形。（A：T_2 加权像轴位；B：T_1 加权像轴位；C：T_1 加权像增强扫描轴位；D：T_1 加权像增强扫描矢状位；E：T_1 加权像增强扫描冠状位。）

图 1　MRI 扫描

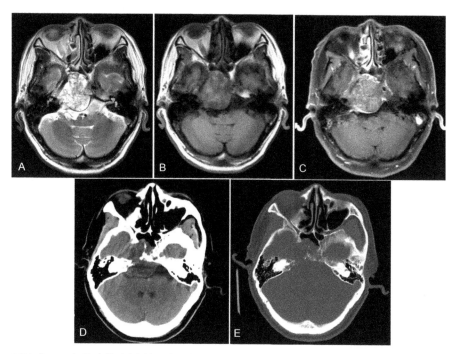

MRI（A～C）检查提示右侧岩骨尖、斜坡、右鞍旁海绵窦区、桥前池可见不规则混杂 T_2 和 T_1 信号的占位性病变，边界尚清，增强扫描后病变不规则强化。邻近脑实质、脑干及第四脑室受压。CT（D～E）扫描见右侧岩骨尖、斜坡、鞍背及蝶鞍骨质破坏。肿瘤内未见明显钙化。（A：T_2 加权像轴位；B：T_1 加权像轴位；C：T_1 加权像增强扫描轴位；D：CT 扫描轴位组织窗；E：CT 扫描轴位骨窗。）

图 2　MRI 和 CT 表现

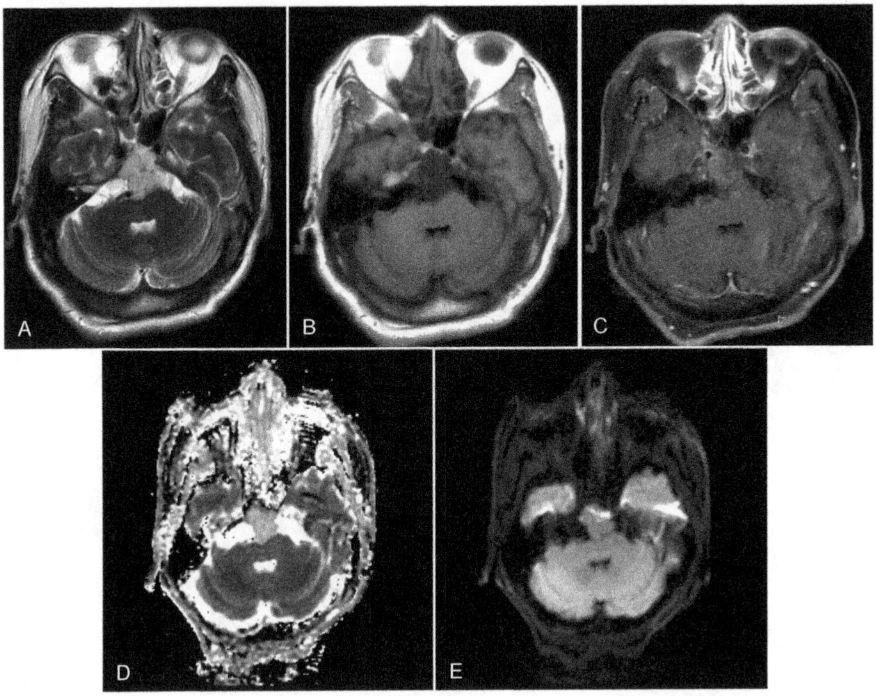

斜坡后方不规则长 T_1 长 T_2 信号团块，边界清晰，信号较均匀，侵及蝶骨体及斜坡后部部分，向后占据桥前池，脑桥受压。ADC 及 DWI 序列示斜坡后方异常信号团块未见扩散受限。（A：T_2 加权像轴位；B：T_1 加权像轴位；C：T_1 加权像增强扫描轴位；D：ADC 轴位；E：DWI 轴位。）

图 3　MRI 扫描

参考文献

1. 刘松龄，张云亭 . 脊索瘤的病理和影像学表现 . 国际医学放射学杂志，2001，24（4）：224-228.

2. PINTO R S，LIN J P，FIROOZNIA H，et al. The osseous and angiographic features of vertebral chordomas. Neuroradiology，1975，9（5）：231-241.

3. MATHEWS J D，FORSYTHE A V，ZOE B，et al. Cancer risk in 680,

000 people exposed to computed tomography scans in childhood or adolescence：data linkage study of 11 million Australians. Bmj，2013，346（10）：f2360.

4. WANG H，WANG H S，LIU Z P. Agents that induce pseudo-allergic reaction. Drug Discoveries & Therapeutics，2011，5（5）：211.

5. MEYER J E，OOT R F，LINDFORS K K. CT appearance of clival chordomas. Journal of computer assisted tomography，1986，10（1）：34-38.

6. MEYER J E，LEPKE R A，LINDFORS K K，et al. Chordomas：their CT appearance in the cervical，thoracic and lumbar spine. Radiology，1984，153（3）：693-696.

7. POURMORTEZA A，SYMONS R，SANDFORT V，et al. Abdominal imaging with contrast-enhanced photon-counting CT：first human experience. Radiology，2016，279（1）：239-245.

8. MURPHY K J，BRUNBERG J A，COHAN R H. Adverse reactions to gadolinium contrast media：a review of 36 cases. AJR American journal of roentgenology，1996，167（4）：847-849.

9. SMOLDERS D，WANG X，DREVELENGAS A，et al. Value of MRI in the diagnosis of non-clival，non-sacral chordoma. Skeletal radiology，2003，32（6）：343-350.

10. MEYERS S P，HIRSCH W L，CURTIN H D，et al. Chordomas of the skull base：MR features. American journal of neuroradiology，1992，13（6）：1627-1636.

11. 刘松龄. 脊索瘤的病理和影像学表现. 国际医学放射学杂志，2001，24（4）：224-228.

中国医学临床百家

12. ERDEM E, ANGTUACO E C, VAN HEMERT R, et al. Comprehensive review of intracranial chordoma. Radiographics, 2003, 23 (4): 995-1009.

13. AZZOPARDI C, GRECH R, MIZZI A. Teaching Neuro Images: chordoma. Neurology, 2014, 83 (10): e110-e111.

14. ROSENTHAL D I, SCOTT J A, MANKIN H J, et al. Sacrococcygeal chordoma: magnetic resonance imaging and computed tomography. American journal of roentgenology, 1985, 145 (1): 143-147.

15. YEOM K W, LOBER R M, MOBLEY B C, et al. Diffusion-weighted MRI: distinction of skull base chordoma from chondrosarcoma. AJNR American journal of neuroradiology, 2013, 34 (5): 1056-1061, s1051.

16. SANTEGOEDS R G C, TEMEL Y, BECKERVORDERSANDFORTH J C, et al. State-of-the-art imaging in human chordoma of the skull base. Current radiology reports, 2018, 6 (5): 16.

17. MCMASTER M L, GOLDSTEIN A M, BROMLEY C M, et al. Chordoma: incidence and survival patterns in the United States, 1973-1995. Cancer Causes Control, 2001, 12 (1): 1-11.

（麻秀建　整理）

脊索瘤手术相关技术的辅助

脊索瘤是一种沿着神经轴发展的起源于异常或者残余脊索组织的原位恶性肿瘤，占颅内骨源性肿瘤的 1%～4%，在成人中，有 50% 的脊索瘤发生于骶尾区域，35% 发生于颅底，而 15% 的发生于脊柱，并且在病理上被分为传统型、软骨样型、去分化型三种类型。脊索瘤大约有 0.8/10 万的发病率，而且男性发病率更高，并且可发生于任何年龄。现在通常认为，在安全的情况下，手术是最有效的治疗方式，并且具有其独一无二的特点及优势。

有文献支持，手术是最有效的治疗方式，全切是一种最重要的保护因子。对于脊索瘤患者来说，第 1 次的手术治疗对于患者的预后是最有帮助的，在脊索瘤的每次复发和转移过程当中，患者的预后会逐渐变差。但是脊索瘤所处的位置为手术带来了极大的困难，如颅底，其位置深在且周围结构复杂。

对于手术治疗，精确且详细的术前评估对于手术的成功开展是很有帮助的，灵活运用现有的检测手段，结合医生经验，对术中风险及术后结果进行预测，对于改善患者的预后及降低手术风险是有帮助的。

现在常见的术前评估方法包括：影像学、查体、临床问诊及临床实验室检查等方式。影像学包括 CT、MRI、血管成像及 DTI 等多种方式，这些方式可清楚显示出脊索瘤的起源，以及脊索瘤所侵袭的位置及与周围结构之间的关系。例如，对于颅底的脊索瘤来说，MRI 可清楚显示出脊索瘤的病变及其侵袭结构；CT 可显示出脊索瘤对于蝶骨、枕骨及颞骨等骨组织结构的侵袭情况；血管成像，DTI 等影像学则可以分别清晰显示出脊索瘤与其周围血管、传导束之间的关系；而 DWI 对于诊断骨转移的敏感性较高。查体、临床问诊及临床实验室检查等检查，可以帮助临床医师对该患者病史及身体状况做出清晰而深刻的判断。以下，我们就不同方向进行简略的阐述。

13. 患者的基础生理状况

患者入院时，可通过问诊，对于患者的病史、复发情况、复发后的治疗方式、治疗效果，以及症状的发生、发展过程，这些具体情况有一个具体的了解，这对于临床医师诊断脊索瘤，以及确定下一步治疗方式都提供了充分有效的材料和基础。入院后，对于患者的生理状况，如血糖、血压、血脂等问题，进行严密监测，并给予及时处理，这对于降低手术风险，提高手术成功率有着巨大的帮助。尤其，对于老年人、儿童或者身体较为虚弱的人，更应该对患者的基础生理状况有着清晰且全面的认识。

14. 脊索瘤影像学表现

脊索瘤好发于颅底、骶尾等处，因其周围结构的复杂性，在这种情况下，进行完善且充分的术前检查很具有挑战性。合理有效地运用现在的影像手段，对于脊索瘤患者来说，是一个极其有效的帮助措施。通过计算机工作站，将 CT、MRI、MRS 及 MRA 等不同类型的影像资料加以融合，形成多模态三维影像资料，显示脊索瘤与周围正常组织、动脉、纤维束、骨性标志等共存的三维状态，借以判断肿瘤与周围组织结构的关系，并对病变性质进行更加准确的评估；借助 3.0 T 磁共振设备及弥散张量成像技术，标记病理状态下神经纤维束的走行，在术前辅助设计脊索瘤的最佳手术入路，确保肿瘤切除过程的安全性及明确病变切除范围。

15. 术前经导管动脉栓塞术

经导管血管栓塞术是一种经导管向靶血管内注入或送入栓塞物质，使血管闭塞从而达到预期治疗目的的技术。在神经外科手术中，术前经导管动脉栓塞术的使用可以帮助减少手术区域的血流量，进而帮助减少术腔的血液流失，使手术视野更加清楚，减少手术空间的使用，以帮助最大化切除肿瘤。Xue-Song 等曾在骶尾手术中，应用腹主动脉的栓塞术，减少血液流失，更清楚暴露出术腔，更易处理盆腔器官，更好保护神经根及更短的手术时间。Luca Denaro 等认为术中出血越多，脊索瘤发生转移的可能性就越高，腹主动脉栓塞术的应用对于降低脊索瘤的复发和转移是具有一定作用的。

16. 新技术辅助下的脊索瘤手术

脊索瘤手术过程中，由于手术入路、脊索瘤侵袭结构的不同及其复杂性，会对患者的预后造成很大的影响。而现在的各种辅助方式，对于患者术中的神经状况可给予直观地显示，可帮助临床医师在手术过程中获得更精准的切除，并在切除过程中，对于其周围结构有着更加明确的保护和避免。

在现代神经外科的发展过程中，神经影像学的进步一直起着无法估量的作用。而 CT 和 MRI 的使用，更是现代神经外科的里程碑。在此基础上的术中影像学和影像导航神经外科的发展是近 20 年来神经外科领域的一大进步，借助于术中影像学手段，病灶的术中影像可以得到及时更新，并可以提供实时的导航指示，具有很高的临床实用价值。

17. 术中磁共振

早期的术中成像方法借助于术中血管造影、术中 B 超和术中 CT 等技术，但上述方法存在着组织分辨率低或有放射性损害等缺点，从而限制了这些方法的临床使用。MRI 具有组织解剖分辨率高、无放射性损害等特点，因此，利用术中磁共振成像便成为神经外科医师的自然诉求。术中 MRI（iMRI）可以作为补充手段，可在术中有效地检测脊索瘤是否有残留。术中使用 CT 扫描进行 CT—磁共振融合和三维重建对于肿瘤全切过程中的肿瘤边缘具有较好的明确作用。

18. 术中导航

手术导航系统，是将患者术前或术中影像数据和手术床上患者解剖结构准确对应，手术中跟踪手术器械并将手术器械的位置在患者影像上以虚拟探针的形式实时更新显示，使医生对手术器械相对患者解剖结构的位置一目了然，使外科手术更快速、更精确、更安全。在骶尾肿瘤中，在保留患者神经功能的情况下，术中导航可以帮助减少术中出血、术后复发、提高肿瘤全切率及保护神经功能。

19. 术中电生理监测

术中使用电生理监测技术可帮助术者明确责任血管，确保神经充分减压，降低术后延迟愈合率；同时术中全程监测 BAEP 可及时发现术中对听神经的保护情况，避免术后发生听力下降，甚至是听力丧失等严重并发症。例如，在手术切除靠近脑干或者切除会导致脑干或周围血管损伤的情况下，使用 SEPs 和 MEP 进行长期监测对术后神经功能状态具有高度敏感性和预测的意义。

总而言之，利用术中电生理监测、术中磁共振、术中超声及术后患者恢复情况的随访数据，确定脊索瘤的边界及其周围神经结构组织的功能边界和最优获益/风险比边界，实现肿瘤的最优切除；利用多模态技术指导下脊索瘤肿瘤精准显微外科手术治疗，整合术前磁共振、术中磁共振、术中 B 超、术中电生理监测，实时动态精确地指导脊索瘤肿瘤显微外科手术治疗；利用电生理监测技术，在颅底脊索瘤肿瘤术中对脑干皮质脊髓束、颅神经运动核团及其纤维束进行监测，准确定位锥体束、面神经丘、舌咽神经三角等重要解剖标志，为术中选择安全进入点提供依据，最大限度保护神经功能，改善患者的预后。

参考文献

1. CHAMBERS K J, LIN D T, MEIER J, et al. Incidence and survival patterns of cranial chordoma in the United States. The Laryngoscope, 2014, 124 (5)：1097-1102.

2. CHUGH R, TAWBI H, LUCAS D R, et al. Chordoma：the nonsarcoma primary bone tumor. Oncologist, 2007, 12 (11)：1344-1350.

3. AHMED A K, DAWOOD H Y, ARNAOUT O M, et al. Presentation,

treatment, and long-term outcome of intrasellar chordoma：a pooled analysis of institutional, SEER （Surveillance Epidemiology and End Results）, and published data. World Neurosurgery, 2018, 109：e676-e683.

4. GEORGE B, BRESSON D, HERMAN P, et al. Chordomas：areview. Neurosurg Clin N Am, 2015, 26 （3）：437-452.

5. UTA M, KUBIK-HUCH R A, ARES C, et al. Is there a role for conventional MRI and MR diffusion-weighted imaging for distinction of skull base chordoma and chondrosarcoma? Acta Radiol, 2016, 57 （2）：225-232.

6. DENARO L, BERTON A, CIUFFREDA M, et al. Surgical management of chordoma：a systematic review. J Spinal Cord Med, 2018：1-16.

7. KONAKONDLA S, ALBERS J A, LI X, et al. Maximizing sacral chordoma resection by precise 3-dimensional tumor modeling in the operating room using intraoperative computed tomography registration with preoperative magnetic resonance imaging fusion andintraoperative neuronavigation：a case series. World Neurosurgery, 2019, 125：e1125-e1131.

8. DRAZIN D, BHAMB N, AL-KHOUJA L T, et al. Image-guided resection of aggressive sacral tumors. Neurosurgical Focus, 2017, 42 （1）：E15.

9. EISSA S A, AL-HABIB A F, JAHANGIRI F R. Computer-assisted navigation during an anterior-posterior en bloc resection of a sacral tumor. Cureus, 2015, 7 （11）：e373.

10. KODAMA K, JAVADI M, SEIFERT V, et al. Conjunct SEP and MEP monitoring in resection of infratentorial lesions：lessons learned in a cohort of 210 patients. J Neurosurg, 2014, 121 （6）：1453-1461.

（霍续磊　李晓杰　整理）

脊索瘤放化疗的有效性

20. 放疗能够改善脊索瘤的预后

放疗目前主要用于术后残余的肿瘤及复发的肿瘤的治疗，是脊索瘤综合治疗的重要组成部分。但是由于颅底脊索瘤毗邻重要神经血管及脑干结构，使得放射剂量的调整很具有挑战性。

目前的放疗方式包括普通放疗、适形调强放疗、立体定向放疗及粒子放疗。常规放疗照射总剂量在 45 ～ 60 Gy，但是效果不佳，这就使得我们误认为脊索瘤具有放疗抵抗性。然而，近期有报道称当放疗剂量在 70 ～ 75 Gy 时，肿瘤可得到更好的局部控制，且并发症的发生率也在可接受范围之内。但是由于高剂量的放射治疗会对周边正常结构造成影响，这就使得普通放疗的应用受到限制。立体定向放疗由于其能够精准定位的特性，能够使照射中心达到高剂量，而周边剂量则较低，减少对周围组织的放射性损伤。目前来说，立体定向放疗在脊索瘤的治疗中主要有两个作用。第一个是能够提高肿瘤的局部控制率，并且能够延长复发患者的无进展生存期。第二个是在残余肿瘤小于 20 cm³ 且肿瘤边缘放射剂量达到 15 Gy 时，能够取得较好的效果。但是需要注意的是，如果之前接受过放疗，则会减少立体定向放疗的效果，并增加并发症的发生率。粒子治疗作为新兴起的治疗方式，本质上是一种利用诸如质子、中子、碳离子、硅离子及氦离子等的外放射治疗。相对于传统的光子治疗，粒子治疗拥有更好的组织分布性及生物学效应。同时，重离子对于细胞的氧化作用、循环效应及其他放疗抵抗的终产物敏感性较差，使得粒子治疗更具有优势。然而，目前粒子治疗的临床研究较少，尽管美国、欧洲和亚洲等已经有一些相关的研究，但主要的经验还是来源于Ⅰ期和Ⅱ期的试验。有研究表明，用粒子线照射颅底脊索瘤可以将剂量提高到 60 Gy 以上，3 年、5 年及 10 年局部控制率达 82％、72％及 54％，3 年、5 年及 10 年总生存率达 95％、85％及 75％。虽然粒子治疗相对于传统的三维放疗、适形调强放疗及立体定向放疗等的优势很明显，但由于其治疗中心较少、花费高及缺少高级别证据等原因，使得此项技术的应用受到了限制。放射增敏剂是近年来的研究热点，增敏剂可以使静止期的不敏感肿瘤细胞也对放射线敏感，进而提高放射治疗的效果，同时发挥增敏剂的抗肿瘤作用。丙亚胺作为增敏剂不仅能够增加放疗的作用效果，还可以用来预防某些恶性肿瘤术后的远处转移，但是由于丙亚胺具有骨髓抑制的不良反应而被限制了应用。

21. 脊索瘤的药物治疗

由于肿瘤大多接近一些重要的结构，放射性治疗在控制肿瘤组织生长的同时，也会对周围正常的组织产生不可逆的影响以及肿瘤对放疗的不敏感性是的放射性治疗也受到了限制。随着研究的深入，对脊索瘤的药物治疗逐渐成了一种新的治疗方式。人们对脊索瘤的认识已经进入到分子领域，研究发现脊索瘤的发生主要与基因的变异有关，可能是多基因的改变。如今为了更好地找到治疗脊索瘤的方法，焦点已经开始集中在寻找针对肿瘤靶基因与传导通路的药物，包括抑制酪氨酸激酶受体、拓扑异构酶及蛋白酶受体的药物，抑制 mTOR 传导通路的药物及诱导 DNA 降解的药物。

酪氨酸激酶受体阻滞剂主要包括伊马替尼、索拉菲尼、厄洛替尼等。在一个多中心的临床 Ⅱ 期实验中，用伊马替尼治疗一组晚期有进展倾向的患者，可以发现伊马替尼能够有效地控制肿瘤生长（84%），或者缩小肿瘤体积（16%）。索拉菲尼能够抑制促血管内皮生长因子受体。有研究报道用索拉菲尼对患者进行了试验发现肿瘤密度较前有显著降低。厄洛替尼是上皮生长因子受体的阻滞剂，能够通过减少上皮生长因子受体的磷酸化而有效地抑制肿瘤体积增大。喜树碱是拓扑异构酶 Ⅰ 抑制剂，于 19 世纪 60 年代被发现具有抗癌作用。其能使脊索瘤细胞会发生核内 DNA 的断裂，进而诱导细胞发生凋亡。丙亚胺是拓扑异构酶 Ⅱ 抑制剂，不仅可以用来预防某些恶性肿瘤术后的远处转移，也可以作为增敏剂来增加放疗的作用效果，但是由于丙亚胺具有骨髓抑制的不良反应而被限制了应用。争光霉素是一种广谱的抗癌药物，其可以通过降解 DNA 而抑制脊索瘤生长。蛋白酶受体阻滞剂硼替佐米能够抑制脊索瘤细胞系的增生。mTOR 传导通路阻滞剂雷帕霉素具有抑制肿瘤细胞增生、诱导肿瘤细胞凋亡、抑制侵袭、抑制血管生成等作用。同时由于不同的药物作用于脊索瘤细胞的靶点不同，因此多种药物的联合应用可能会显著地抑制脊索瘤的增生。

综上所述，随着分子生物学技术的提高，以及从细胞受体和增生调控的分子水平对脊索瘤发病机制的进一步认识，针对脊索瘤细胞受体关键基因和调控分子为靶点的治疗逐渐成为治疗脊索瘤的热点。目前脊索瘤的治疗不应单单停留在普通化疗上，为了使药物的不良反应降到最小，用靶向药物抗肿瘤的观点已不断被提出。靶向药物制剂能使药物选择性地与靶组织在细胞或亚细胞水平上发生反应，使药物能够可控性地分布，并于靶区持续缓慢地释放药物，有效降低其对正常组织的毒副作用，从而提高化疗疗效。我们相信，在不远的将来，对脊索瘤细胞和组织的靶向治疗及对患者的个性化治疗会使脊索瘤的药物治疗占据越来越重要的地位。

中
国
医
学
临
床
百
家

参考文献

1. FERNANDEZ-MIRANDA J C, GARDNER P A, SNYDERMAN C H, et al. Clival chordomas: a pathological, surgical, and radiotherapeutic review. Head Neck, 2014, 36 (6): 892-906.

2. KANO H, IQBAL F O, Sheehan J, et al. Stereotactic radiosurgery for chordoma: a report from the North American gamma knife consortium. Neurosurgery, 2011, 68 (2): 379-389.

3. LIU A L, WANG Z C, SUN S B, et al. Gamma knife radiosurgery for residual skull base chordomas. Neurol Res, 2008, 30 (6): 557-561.

4. HASEGAWA T, ISHII D, KIDA Y, et al. Gamma Knife surgery for skull base chordomas and chondrosarcomas. J Neurosurg, 2007, 107 (4): 752-757.

5. MARTIN J J, NIRANJAN A, KONDZIOLKA D, et al. Radiosurgery for chordomas and chondrosarcomas of the skull base. J Neurosurg, 2007, 107 (4): 758-764.

6. SUNIL K, FOOTE R L, BROWN P D, et al. Radiosurgery for cranial base chordomas and chondrosarcomas. Neurosurgery, 2005, 56 (4): 777-784.

7. LI D, WENG J C, ZHANG G J, et al. Proposed treatment paradigm for intracranial chondrosarcomas based on multidisciplinary coordination. World Neurosurg, 2018, 109: e517-e530.

8. SCHULZ-ERTNER D, JÄKEL O, SCHLEGEL W. Radiation therapy with charged particles.Semin Radiat Oncol, 2006, 16 (4): 249-259.

9. UHL M, MATTKE M, WELZEL T, et al. Highly effective treatment of skull

base chordoma with carbon ion irradiation using a raster scan technique in 155 patients：first long-term results. Cancer，2014，120（21）：3410-3417.

10. RHOMBERG W，EITER H，BOEHLER F，et al. Combined radiotherapy and razoxane in the treatment of chondrosarcomas and chordomas. Anticancer Res，2006，26（3B）：2407-2411.

11. XIA M，HUANG R，SAKAMURU S，et al. Identification of repurposed small molecule drugs for chordoma therapy. Cancer Biol Ther，2013，14（7）：638-647.

12. STACCHIOTTI S，CASALI P G.Systemic therapy options for unresectable and metastatic chordomas.Curr Oncol Rep，2011，13（4）：323-330.

13. CASALI P G，STACCHIOTTI S，SANGALLI C，et al.Chordoma. Curr Opin Oncol，2007，19（4）：367-370.

14. STACCHIOTTI S，LONGHI A，FERRARESI V，et al. Phase II study of imatinib in advanced chordoma. J Clin Oncol，2012，30（9）：914-920.

15. WILHELM S M，CARTER C，TANG L Y，et al. BAY 43-9006 exhibits broad spectrum oral antitumor activity and targets the RAF/MEK/ERK pathway and receptor tyrosine kinases involved in tumor progression and angiogenesis. Cancer Res，2004，64（19）：7099-7109.

16. BOMPAS E，LE CESNE A，Tresch-Bruneel E，et al. Sorafenib in patients with locally advanced and metastatic chordomas：a phase II trial of the French Sarcoma Group（GSF/GETO）.Ann Oncol，2015，26（10）：2168-2173.

17. OBERLIES N H，KROLL D J. Camptothecin and taxol：historic achievements in natural products research. J Nat Prod，2004，67（2）：129-135.

18. KATO T A, TSUDA A, UESAKA M, et al. In vitro characterization of cells derived from chordoma cell line U-CH1 following treatment with X-rays, heavy ions and chemotherapeutic drugs. Radiat Oncol, 2011, 6 (1): 116.

19. RHOMBERG W, EITER H, BOEHLER F, et al. Combined radiotherapy and razoxane in the treatment of chondrosarcomas and chordomas. Anticancer Res, 2006, 26 (3B): 2407-2411.

（郭腾显　整理）

脊索瘤的分子靶向治疗和免疫治疗

22. 脊索瘤术后放化疗效果差，需要新型治疗方法改善患者预后

脊索瘤的原发位置及肿瘤周围组织结构的复杂性增加了手术难度，使得完整、精准切除肿瘤十分困难；同时，脊索瘤对放化疗不敏感，放化疗效果差，因此，脊索瘤患者反复复发，症状逐渐加重，预后较差。据文献报道，脊索瘤患者的平均生存期为 7 年，5 年生存率为 72%，10 年生存率为 48%。因此，急需新型治疗手段改善脊索瘤患者的预后。

23. 脊索瘤的潜在治疗靶点

随着对脊索瘤的分子标志物及脊索瘤细胞内激活的信号通路的深入研究，脊索瘤相关靶向治疗和免疫治疗取得了一定的进展，相关的靶向治疗药物也进入 I 期和 II 期临床试验。目前的

研究结果显示，脊索瘤潜在的治疗靶点主要包括脊索瘤分子标志物 Brachyury、信号通路受体酪氨酸激酶家族、哺乳动物雷帕霉素靶蛋白通路、转化生长因子 β、细胞周期蛋白依赖性激酶、*SMARCB1* 分子、PD-1/PD-L1 及微小 RNA 的应用等。就脊索瘤分子靶向治疗和免疫治疗及基因治疗等方面的最新研究进展，我们将在随后小节进行阐述。

24. 针对脊索瘤分子标志物 Brachyury 的分子靶向及免疫治疗

Brachyury 来源于希腊语，为短尾的意思，因 *Brachyury* 基因突变是在 1927 年在短尾小鼠中首次发现而得名。*Brachyury* 基因主要在胚胎中表达，而在大部分成体组织中表达缺失，但 *Brachyury* 基因几乎在所有的脊索瘤中都有高度表达。研究发现 Brachyury 蛋白表达水平与肿瘤复发无关，提示它是脊索瘤的敏感标志物，而不是预后指标，其表达敏感性和相对特异性使 *Brachyury* 成为脊索瘤的最重要分子标志物，在脊索瘤诊断中具有重要价值。

Brachyury 被认为可能是脊索瘤的驱动癌基因，在脊索瘤细胞系中高度表达。*Brachyury* 可以介导 *SNAIL* 活化，进而通过激活上皮—间质的转化参与肿瘤细胞的浸润和侵入，从而引起脊索瘤的恶性肿瘤的表型。在脊索瘤细胞系中，通过 shRNA 介导的基因敲低技术抑制 *Brachyury* 的表达，可以诱导细胞生长停滞

和细胞凋亡，抑制细胞增生能力。在两个原发性脊索瘤细胞系 PCH1 和 PCH2 中，抑制 Brachyury 表达可以增加细胞对紫杉醇诱导的细胞凋亡的敏感性。

美国国家癌症研究所利用表达人源 Brachyury 蛋白的热灭活的重组酿酒酵母，研制了靶向 *Brachyury* 的疫苗（GI-6301）。该疫苗的原理是酵母 -Brachyury 构建体可以有效地被人树突细胞吸收并诱导其成熟，激活人 *Brachyury* 特异性 CD4$^+$ 和 CD8$^+$ T 细胞，从而发挥抗肿瘤活性。体外试验表明，编码 *Brachyury*（GI-6301）的重组酿酒酵母疫苗可在体外激活人体 T 细胞，并且没有观察到自身免疫或其他严重不良反应。在使用 Brachyury 疫苗的脊索瘤 I 期临床试验中，参加该剂量递增试验的 10 例脊索瘤患者，无进展生存期中位数为 253 天，其中 6 例接受最高剂量的患者表现出免疫反应。除 1 例因重新分期前感染而退出研究而无法评估疗效外，2 例患者的病情得以控制，其余 7 例中的 5 例在治疗 5 个月后表现出临床受益。这项研究是第 1 次证明该治疗性癌症疫苗的安全性和免疫原性的人体研究，并为 II 期研究提供了探索的基本原理。

25. 针对受体酪氨酸激酶的分子靶向治疗

受体酪氨酸激酶（receptor tyrosine kinase，RTK）是酪氨酸激酶的亚群，参与介导细胞间通讯和控制广泛的复杂生物功能，包括细胞生长、运动、分化和代谢。RTK 是特定的跨膜蛋白酪氨酸激酶，由结合配体的细胞外结构域并通过二聚化结合其他信号分子并介导信号传导的细胞内结构域组成。RTK 的突变和激活是很多癌症发生发展的核心因素。过度活跃的 RTK 不仅导致细胞过度增生，而且还可以通过增加细胞存活和促进血管生成而引起其他癌前病变，促成肿瘤发生。因此，针对 RTK 的靶向治疗是目前最受瞩目的癌症研究热点。

多项研究表明在脊索瘤中，RTK 和下游信号分子的表达和活化十分常见。其中表皮生长因子受体（epithelial growth factor receptor，EGFR）、血小板生长因子受体（Platelet-derived growth factor receptor，PDGFR-β）和肝细胞生长因子受体（hepatocyte growth factor receptor，HGFR，也称 c-MET）是最广泛表达的受体，而人表皮生长因子受体 2（human epidermal growth factor receptor 2，HER2，也称 ERBB2）和血管内皮生长因子受体（vascular endothelial growth factor receptor，VEGFR）也在脊索瘤中以激活的形式表达。受体酪氨酸激酶通路 FGFR/MEK/ERK 可以与 *Brachyury* 相互作用，FGFR/MEK/ERK 信号转导途径似乎介导脊索瘤中 *Brachyury* 的下游信号传导。这条信号通路途径似乎对 *Brachyury* 产生正反馈，从而使得 FGFR/MEK/ERK 信号同路和 *Brachyury* 同时成为治疗靶点。靶向受体酪氨酸激酶治疗的常见药及研究进展见表 1。

表 1 受体酪氨酸激酶靶向治疗的常见药及研究进展

药名	靶标	体外试验	体内试验	临床试验
吉非替尼	表皮生长因子受体	有	无	无
厄洛替尼	表皮生长因子受体	有	有	1 期
拉帕替尼	表皮生长因子受体、HER-2	有	有	2 期
阿法替尼	表皮生长因子受体、HER-2、HER-4	有	有	2 期正在进行
西妥昔单抗	表皮生长因子受体	有	无	无
克里唑蒂尼	肝细胞生长因子受体	有	无	无
伊马替尼	血小板生长因子受体、c-KIT、BCR-ABL	有	无	2 期
达沙替尼	血小板生长因子受体	无	无	2 期
贝伐单抗	血管内皮生长因子受体	无	无	无
舒尼替尼	血管内皮生长因子受体、血小板生长因子受体、c-KIT	无	无	2 期
索拉非尼	血管内皮生长因子受体、血小板生长因子受体	无	无	2 期

26. 针对 PI3K/AKT/mTOR 信号通路的分子靶向治疗

PI3K/AKT/mTOR 信号传导途径的激活可以抑制细胞凋亡，促进细胞增生，与癌症发生密切相关。研究者发现很多脊索瘤患者都有结节性硬化综合征的表现，而 *TSC1* 和 *TSC2* 是结节性硬化综合征致病基因，同时也是 PI3K/AKT/mTOR 信号通路的重要信号分子。参与 PI3K/AKT/mTOR 信号通路中的 PI3K、AKT 和 mTOR，及其底物 4EBP1 和 S6 蛋白在大部分脊索瘤中都有表达，其中负调控因子 *PTEN* 在脊索瘤中的表达缺失可能引起 AKT 磷酸化及下游信号途径的激活。在 50 个脊索瘤病例的组织微阵列中，利用免疫组织化学分析参与 PI3K/AKT/mTOR 信号传导途径的活性分子的表达，激活的 AKT、TSC2、mTOR、p70S6K、4E-BP1 和 eIF-4E 在脊索瘤样品的阳性表达率分别为 92%、96%、27%、62%、96% 和 98%。此外，*Brachyury* 表达和 PI3K/AKT 信号通路激活正相关，在 *Brachyury* 高表达的肿瘤中，PI3K/AKT 信号通路信号激活显著上调。这些研究结果证实 PI3K/AKT/mTOR 通路在脊索瘤发病机制中的重要作用，表明抑制该信号通路的抗瘤治疗活性。

针对此通路的抑制剂也显示出了一定的临床效果。在伊马替尼和西罗莫司的联合治疗中，根据 RECIST 标准 10 例进展性晚期脊索瘤患者的病例中有 9 例出现临床反应，1/9 显示部分反应，7/9 达到稳定病情，1/9 在 3 个月后病情继续进展，临床受益率确定为 89%。有报道指出使用伊马替尼加依维莫司联合治疗后，骶骨脊索瘤的患者病情稳定长达 16 个月。但在 43 例晚期脊索瘤患者的治疗中，伊马替尼加依维莫司显示出有限的抗瘤活性，中位病情无进展生存期为 14 个月，中位总体生存期为 47.1 个月。其中，S6 和 4EBP1 磷酸化水平和患者肿瘤细胞对治疗的反应成正相关，约 60.5% 和 30.2% 的患者因药物毒性而暂停或终止治疗。

27. 针对转化生长因子 - β 的分子靶向治疗

转化生长因子 -β（transforming growth factor-β，*TGF-β*）利用自分泌作用抑制大多数正常上皮细胞的增生，这表明 *TGF-β* 具有肿瘤抑制作用。自分泌 *TGF-β* 活性缺失或对外源 *TGF-β* 的反应缺失会诱导上皮细胞恶性转化。研究发现 *TGF-β* 信号传导通路作用于 *Brachyury* 的上游，并且在骨和软骨发育中起作用。脊索瘤大部分样品中都有 19 号染色体的部分基因，包括 *TGF-β* 在内的基因扩增。另外，对 21 例脊索瘤的基因拷贝数变异分析发现其中 5 例有 *TGF-β* 基因在内的基因扩增。笔者团队研究发现，高表达的 *TGF-β* 与肿瘤的骨侵袭性密切相关。最近，在 *SMARCB1/INI1* 缺失的脊索瘤中观察到微小 RNA *miR-671-5p* 和 *miR-193a-5p* 的上调，而这两种 miRNA 都靶向 *TGF-β* 信号传导，表明下调的 *TGF-β* 通路可能参与儿童脊索瘤的发病过程与肿瘤的增生、侵袭行为。

在临床 I 期试验中，脊索瘤患者接受靶向 PD-L1 和 *TGF-β* 的融合蛋白 M7824 治疗，在治疗 85 天时发现病情早期进展而中断治疗，但在第 280 天随访时发现肿瘤缩小 45%。总之，尽管 *TGF-β* 在脊索瘤中的表达异常引起了研究者的注意，但其致病机理不明，治疗作用仍需进一步深入探讨。

28. 针对细胞周期蛋白依赖性激酶的分子靶向治疗

细胞周期的失调是癌症生长和转移的典型标志，而通过抑制细胞周期蛋白依赖性激酶（cyclin-dependent kinases，CDK）重建细胞周期已成为近几年来靶向癌症治疗开发中的有吸引力的选择。2017 年，FDA 批准 CDK4/6 抑制剂 palbociclib 与芳香酶抑制剂来曲唑一起用于乳腺癌治疗，突显了细胞周期蛋白依赖性激酶在癌症治疗中的潜在功效，同时也预示着细胞周期蛋白依赖性激酶在其他癌症临床试验中的大量开展。

研究发现几乎所有脊索瘤中都缺失 CDKN2A 基因，因此不产生其编码蛋白 p16 来调节细胞周期蛋白依赖性激酶 CDK4/6。有报道称脊索瘤有 CDK4 基因扩增。此外，在 72 个脊索瘤患者的组织微阵列免疫组织化学染色中发现 97.7% 的脊索瘤组织样品表达 CDK4，并且 50.6% 的样品高度表达 CDK4，高表达的 CDK4 与脊索瘤的转移和复发相关。这些研究都提示靶向 CDK4/6 途径可以作为脊索瘤治疗的新策略。目前开发了三种选择性靶向 CDK4/6 的口服剂：palbociclib、abemaciclib 和 ribociclib。其中 palbociclib 在脊索瘤治疗的研究中最常见。

Palbociclib 的体内药效试验在 6 个异种移植模型中开展，其中在 5 个模型中显示出显著的抗瘤活性。另外，palbociclib 与西妥昔单抗联合治疗在 SF8894 脊索瘤异种移植模型中发现抑制肿瘤生长的协同效应。这些研究结果为脊索瘤特异性临床试验提供了科学依据。目前针对 palbociclib 的 Ⅱ 期临床试验正在

局部晚期 / 转移性脊索瘤患者中开展。其他 CDK4/6 抑制剂包括 abemaciclib 和 ribociclib 在脊索瘤中的研究很少，目前仅发现 abemaciclib 能体外抑制细胞生长。Ribociclib 对体外细胞生长作用未知，体内研究未发现其抗瘤活性。

THZ1 是一种靶向 CDK7/12/13 的共价小分子抑制剂，是目前所知的唯一一种具有独特的靶向位于经典激酶结构域外的半胱氨酸的抑制剂。THZ1 通过共价靶向位于 CDK7 激酶结构域外的半胱氨酸，不可逆地抑制 RNA 聚合酶 Ⅱ 的 C 末端结构域丝氨酸 5 和 7 的磷酸化在转录水平上抑制基因表达。THZ1 在高级别胶质瘤、乳腺癌、急性 T 细胞白血病、小细胞肺癌等癌症治疗中显示出较好的疗效。研究显示靶向 CDK7/12/13 的抑制剂（THZ1）和 CDK9 的抑制剂（dinaciclib，alvocidib）在不同的脊索瘤细胞中抑制细胞增生。值得注意的是 THZ1、dinaciclib 和 alvocidib 都在细胞系中显著地抑制了 *Brachyury* 的表达，因此 CDK7/12/13 和 CDK9 抑制剂在脊索瘤治疗中具有潜在的价值。

29. 针对 SMARCB1/INI-1 的分子靶向治疗

SMARCB1（也称为 *INI-1*）位于染色体 22q11.2 上，是 ATP 依赖性 SWI/SNF 染色质重塑复合物的成员，在控制基因转录中起作用。*SMARCB1/INI-1* 基因在正常组织中表达，被认为有抑制肿瘤的作用。基因研究发现 *SMARCB1* 通过基因缺失而非点突变在儿童脊索瘤和低分化脊索瘤中表达缺失。*SMARCB1* 在许多其

他肿瘤类型中没有表达，却在大多数典型的脊索瘤中表达，重要的是，*SMARCB1* 在低分化和儿童脊索瘤中更频繁地缺失表达，表明 *SMARCB1* 在侵袭性脊索瘤的发生发展中起重要作用。

SMARCB1/INI-1 亚基的缺失影响哺乳动物 SWI/SNF 复合物的稳定性，导致 Zeste 同源物增强子 2（EZH2）的致癌活性增强。临床患有含 *SMARCB1* 缺失的低分化的脊索瘤患者，接受 EZH2 抑制剂 tazemetostat 治疗 4 周后，EZH2 抑制剂能够诱导抗肿瘤免疫反应促进各种 T 细胞群的肿瘤浸润。患者出现持久的临床反应长达 2 年以上，中位总生存期为 9 个月。这是第 1 次报道 EZH2 抑制剂在 SMARCB1 缺失的低分化脊索瘤中的抗瘤作用，表明抑制 EZH2 而诱导了肿瘤微环境中的免疫检查点激活。

30. 靶向 PD-1/ PD-L1 的免疫治疗

免疫系统作为身体防御疾病的第一道防线，是预防癌症发生的重要因素。程序性细胞死亡蛋白 1（PD-1）及其程序性死亡因子配体 PD-L1 和 PD-L2 在免疫系统中起抑制作用。PD-1 是免疫细胞上的一种称为 T 细胞的检查点蛋白。它通常作为一种"关闭开关"，有助于防止 T 细胞攻击体内的其他细胞，而一些肿瘤细胞含有大量的 PD-L1，当 PD-1 蛋白作为 T 细胞表面的受体（免疫应答的关键参与者）与 PD-L1 或 PD-L2 结合时，导致 T 细胞失活并阻止其攻击肿瘤细胞，促进肿瘤生长。而靶向 PD-1 或 PD-L1 抑制剂可以阻断这种结合并增强针对癌细胞的免疫应答。截至 2017 年，已有超过 20 000 例患者参与了超过 500 项涉及 PD-1 和 PD-L1 抑制剂的临床试验，已批准 PD-1/PD-L1 抑制剂用于膀胱癌、肝细胞癌、肾细胞癌、头颈癌及霍奇金淋巴瘤等 9 种癌症的治疗。癌症的免疫疗法成为继手术、放射和化学治疗在内的癌症治疗的第四大治疗手段，给许多癌症患者带来了新的希望。

研究发现，在脊索瘤细胞系 U-CH1 和 U-CH2 中存在 PD-L1 和 PD-L2 的表达，IFN-γ 可以增加 PD-L1 和 PD-L2 的表达。在 10 个脊索瘤肿瘤样品中有 6 个监测到免疫细胞浸润（其中 3 个肿瘤浸润的免疫细胞中有 PD-1 表达），4 个肿瘤浸润区域周围的膜区域中有 PD-L1 表达。另一研究在 54 个脊索瘤样品中发现 68.5%肿瘤细胞膜中有 PD-1 和 PD-L1 表达，70.4%和 22.2%的肿瘤在肿瘤浸润淋巴细胞中分别有 PD-1 和 PD-L1 表达。在 78 个脊索瘤组织微阵列的免疫组化分析中，94.9%表达 PD-L1，并且 PD-L1 在转移性脊索瘤肿瘤中比非转移性脊索瘤的表达更高。

目前美国已经批准了 6 种针对 PD-1/PD-L1 的不同单克隆抗体，其中 PD-1 抑制剂包括 pembrolizumab、nivolumab 和 cemiplimab，PD-L1 抑制剂包括 atezolizumab、durvalumab 和 avelumab。2018 年，我国正式批准纳武利尤单抗（nivolumab）作为第一个在中国上市的肿瘤免疫治疗药物。在体外试验中证明了抗 PD-L1 抗体 avelumab 治疗脊索瘤的潜力。当脊索瘤细胞与 Brachyury 特异性 CD8$^+$ T 细胞共培养时，产生的 IFN-γ 能增加脊索瘤细胞 PD-L1 表达，并通过抗 PD-L1 单克隆抗体 avelumab 增加细胞对自然杀伤细胞介导的细胞裂解的敏感性。此外，脊索瘤干细胞亚群也被 avelumab 介导的抗体依赖性细胞介导的细胞毒性杀死。临床上报道了 3 例转移性和局部晚期脊索瘤患者采用不同的免疫治疗方案。3 例患者的手术及放疗等标准治疗均失败，并且脊索瘤都出现快速生长、病情恶化。3 例患者其中 1 例采用基于肿瘤的疫苗治疗，另外 2 例采用抗 PD-1 抗体治疗。1 例患者使用 pembrolizumab 治疗 6 周，临床症状快速改善，肿瘤体积缩小，面神经麻痹恢复。1 例患者使用 nivolumab 治疗后主要临床症状包括头痛消退，无复发性缺血性卒中迅速得到改善，临床反应持续了 9 个月。值得注意的是，2 例使用抗 PD-1 抗体治疗的患者中仅使用 pembrolizumab 的患者有 PD-L1 高表达，然而 2 例患者均对抗 PD-1 免疫治疗有反应。因此，这项研究表明患者 PD-1/PD-L1 的表达或许不足以预测脊索瘤免疫治疗的功效。为了进一步探讨 PD-1 抑制剂在脊索瘤患者中的疗效，PD-1 抑制剂 nivolumab 的 Ⅱ 期或 Ⅰ 期临床试验正在美国癌症研究所和约翰霍普金斯医院分别开展。

尽管 PD-1 及 PD-L1 抑制剂在临床上表现出巨大的抗癌功效，但 PD-1 及 PD-L1 功能的抑制可导致免疫耐受的不平衡，引起不受控制的免疫反应，在临床上可能表现为自身免疫样 / 炎症性不良反应，其对正常的包括皮肤、胃肠、肝、肺、黏膜皮肤和内分泌系统在内的器官、系统和组织造成损害。这种不良反应由免疫增强产生，并且在大多数情况下，可以在不消除抗肿瘤免疫应答的前提下，用皮质类固醇、抗组胺药、抗肿瘤坏死因子药物和钙调神经磷酸酶抑制剂减弱炎症反应。

31. 微小核糖核酸在脊索瘤治疗中的应用

微小核糖核酸（micro ribonucleic acid，miRNA）是长度为 19 ～ 25 个核苷酸内源性 RNA 小的非编码单链区段，能够通过结合从而阻止 mRNA 翻译。因为 miRNA 的这些片段不直接翻译成蛋白质，它们的作用主要是调节 mRNA 的表达。研究证实，miRNA 的表达在人类癌症中通过各种机制包括 *miRNA* 基因的扩增或缺失、miRNA 的异常转录、miRNA 生物合成中的表观遗传变化和缺陷而功能失调。在某些条件下，*miRNA* 可以作为致癌基因或肿瘤抑制因子起作用。

人类脊索瘤组织 / 细胞系与正常组织中 miRNA 的表达谱相似，但 21 种 *miRNA* 基因在正常人组织与脊索瘤细胞系和组织样品之间表达有差异，包括 *miR-1* 和 *miR-206* 在脊索瘤细胞系和组织样品的表达减少。有趣的是在其他肉瘤和上皮恶性肿瘤中也看到 *miR-1* 的表达降低。用 *miR-1* 转染脊索瘤细胞可以在体外减少 MET 表达并抑制脊索瘤细胞增生，从而认为 *miR-1* 可能成为未来治疗干预的靶标。类似的研究发现了 33 种 *miRNA* 和 2791 种 *mRNA* 在脊索瘤和正常脊索组织中的差异表达，其中 911 个信号通路相关的 mRNA 都是受 miRNA 调节的，如 *miR-149-3p*、*miR-*

663a、*miR-1908*、*miR-2861* 和 *miR-3185* 的表达减少导致激活的丝裂原活化蛋白激酶通路在脊索瘤中高表达。有报道发现 *miR-140-3p* 上调与脊柱脊索瘤的转移和复发有关，因此 miRNA 可作为脊索瘤的潜在诊断和预后标志物。研究发现，*miR-31* 通过下调 *c-MET* 和 *radixin* 致癌基因在脊索瘤细胞中诱导细胞凋亡。*miR-608* 和 *miR-34a* 调节脊索瘤 EGFR、MET 和 Bcl-xL 的表达而抑制脊索瘤细胞的细胞增生和侵袭，并诱导细胞凋亡。目前基于 miRNA 的治疗还处于探索阶段，没有研究证实 miRNA 在脊索瘤临床治疗中的功效。今后要深入了解 miRNA 在脊索瘤发病机制中的作用，进一步在临床前模型或者临床试验中探讨其疗效，为开发肿瘤的新型治疗方案奠定基础。

32. 脊索瘤药物治疗的难点思考

尽管近些年来脊索瘤的分子靶向治疗、免疫治疗、基因治疗等研究取得了一定的进展，目前多种治疗药物已经进入临床试验阶段，然而尚无一种药物治疗能够得到有效的、充分的临床验证并被批准用于脊索瘤的治疗。脊索瘤内存在具有不同生物学特性的多克隆亚群，单一的靶向药物只能对某一个细胞亚群发挥作用，对其他的细胞亚群则无效。根据进化论的观点，单一的靶向药物对肿瘤起到了自然选择的作用，一个细胞亚群的灭亡必然伴随着其他亚群的发展壮大，这也是肿瘤耐药的一个机制。不同基因改变可以激活不同的信号传导通路，不同的信号通路之间又存在多种的交叉反馈的现象，因此多个靶点的治疗可能起到更好的治疗效果。

总之，我们对脊索瘤的病因和发生发展了解甚微，深入研究脊索瘤的发病机制，探索新的治疗方法，或许成为今后研发的重点。

参考文献

1. SMOLL N R, GAUTSCHI O P, RADOVANOVIC I, et al. Incidence and relative survival of chordomas. Cancer, 2013, 119 (11): 2029-2037.

2. STACCHIOTTI S, SOMMER J, CHORDOMA G C G. Building a global consensus approach to chordoma: a position paper from the medical and patient community. Lancet Oncol, 2015, 16 (2): e71-e83.

3. STACCHIOTTI S, CASALI P G. Systemic therapy options for unresectable and metastatic chordomas. Curr Oncol Rep, 2011, 13 (4): 323-330.

4. SIU I M, SALMASI V, ORR B A, et al. Establishment and characterization of a primary human chordoma xenograft model. J Neurosurg, 2012, 116 (4): 801-809.

5. SIU I M, RUZEVICK J, ZHAO Q, et al. Erlotinib inhibits growth of a patient-derived chordoma xenograft. PLoS One, 2013, 8 (11): e78895.

6. DHALL G, TRAVERSO M, FINLAY J L, et al. The role of chemotherapy in pediatric clival chordomas. J Neurooncol, 2011, 103 (3): 657-662.

7. AL-RAHAWAN M M, SIEBERT J D, MITCHELL C S, et al. Durable complete response to chemotherapy in an infant with a clival chordoma. Pediatr Blood

Cancer, 2012, 59 (2): 323-325.

8. YANG C, HORNICEK F J, WOOD K B, et al. Characterization and analysis of human chordoma cell lines. Spine, 2010, 35 (13): 1257-1264.

9. COLIA V, STACCHIOTTI S. Medical treatment of advanced chordomas. Eur J Cancer, 2017, 83: 220-228.

10. AMER H Z M, HAMEED M. Intraosseous benign notochordal cell tumor. Arch Pathol Lab Med, 2010, 134 (2), 283-288.

11. PRESNEAU N, SHALABY A, YE H, et al. Role of the transcription factor T (Brachyury) in the pathogenesis of sporadic chordoma: a genetic and functional-based study. J Pathol, 2011, 223 (3): 327-335.

12. CHESLEY P. Development of the short-tailed mutant in the house mouse. Journal of Experimental Zoology, 1935, 70 (3): 429-459.

13. KITAMURA Y, SASAKI H, KIMURA T, et al. Molecular and clinical risk factors for recurrence of skull base chordomas: gain on chromosome 2p, expression of Brachyury, and lack of irradiation negatively correlate with patient prognosis. J Neuropathol Exp Neurol, 2013, 72 (9): 816-823.

14. HSU W, MOHYELDIN A, SHAH S R, et al. Generation of chordoma cell line JHC7 and the identification of Brachyury as a novel molecular target. J Neurosurg, 2011, 115 (4): 760-769.

15. SHAH S R, DAVID J M, TIPPENS N D, et al. Brachyury-YAP regulatory axis drives stemness and growth in cancer. Cell Rep, 2017, 21 (2): 495-507.

16. HU Y, MINTZ A, SHAH S R, et al. The FGFR/MEK/ERK/Brachyury

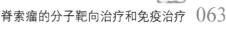

pathway is critical for chordoma cell growth and survival. Carcinogenesis, 2014, 35 (7):
1491-1499.

17. JIAN J, ZHONG N, JIANG D, et al. The embryonic transcription factor
Brachyury confers chordoma chemoresistance via upregulating CA9. Am J Transl Res,
2018, 10 (3): 936-947.

18. HAMILTON D H, LITZINGER M T, JALES A, et al. Immunological
targeting of tumor cells undergoing an epithelial-mesenchymal transition via a
recombinant Brachyury-yeast vaccine. Oncotarget, 2013, 4 (10): 1777-1790.

19. HEERY C R, SINGH B H, RAUCKHORST M, et al. Phase I trial of a
yeast-based therapeutic cancer vaccine (GI-6301) targeting the transcription factor
Brachyury. Cancer Immunol Res, 2015, 3 (11): 1248-1256.

20. DI MAIO S, YIP S, AL ZHRANI G A, et al. Novel targeted therapies in
chordoma: an update. Ther Clin Risk Manag, 2015, 11: 873-883.

21. AKHAVAN-SIGARI R, GAAB M R, ROHDE V, et al. Expression of
PDGFR-alpha, EGFR and c-MET in spinal chordoma: a series of 52 patients.
Anticancer Res, 2014, 34 (2): 623-630.

22. DEWAELE B, MAGGIANI F, FLORIS G, et al. Frequent activation of
EGFR in advanced chordomas. Clin Sarcoma Res, 2011, 1 (1): 4.

23. TAMBORINI E, VIRDIS E, NEGRI T, et al. Analysis of receptor tyrosine
kinases (RTKs) and downstream pathways in chordomas. Neuro Oncol, 2010, 12 (8):
776-789.

24. SHALABY A, PRESNEAU N, YE H, et al. The role of epidermal growth

factor receptor in chordoma pathogenesis: a potential therapeutic target. J Pathol, 2011, 223 (3): 336-346.

25. SCHEIPL S, PRESNEAU N, YE H, et al. EGFR inhibitors identified as a potential treatment for chordoma in a focused compound screen. J Pathol, 2016, 239 (3): 320-334.

26. LAUNAY S G, CHETAILLE B, MEDINA F, et al. Efficacy of epidermal growth factor receptor targeting in advanced chordoma: case report and literature review. BMC Cancer, 2011, 11: 423.

27. HOUESSINON A, BOONE M, CONSTANS J M, et al. Sustained response of a clivus chordoma to erlotinib after imatinib failure. Case Rep Oncol, 2015, 8 (1): 25-29.

28. TRAPANI D, CONFORTI F, DE PAS T. EGFR inhibition in a pretreated sacral chordoma: arole for erlotinib? case report and a brief review of literature. Transl Med, 2017, 16: 30-33.

29. ASKLUND T, SANDSTROM M, SHAHIDI S, et al. Durable stabilization of three chordoma cases by bevacizumab and erlotinib. Acta Oncol, 2014, 53 (7): 980-984.

30. BOZZI F, MANENTI G, CONCA E, et al. Development of transplantable human chordoma xenograft for preclinical assessment of novel therapeutic strategies. Neuro Oncol, 2014, 16 (1): 72-80.

31. STACCHIOTTI S, TAMBORINI E, LO VULLO S, et al. Phase II study on lapatinib in advanced EGFR-positive chordoma. Ann Oncol, 2013, 24 (7): 1931-

1936.

32. MAGNAGHI P, SALOM B, COZZI L, et al. Afatinib is a new therapeutic approach in chordoma with a unique ability to target EGFR and Brachyury. Mol Cancer Ther, 2018, 17 (3): 603-613.

33. FUJII R, SCHLOM J, HODGE J W. A potential therapy for chordoma via antibody-dependent cell-mediated cytotoxicity employing NK or high-affinity NK cells in combination with cetuximab. J Neurosurg, 2018, 128 (5): 1419-1427.

34. YU H A, ARCILA M E, REKHTMAN N, et al. Analysis of tumor specimens at the time of acquired resistance to EGFR-TKI therapy in 155 patients with EGFR-mutant lung cancers. Clin Cancer Res, 2013, 19 (8): 2240-2247.

35. TOSUNER Z, BOZKURT S U, KILIC T, et al. The role of egfr, hepatocyte growth factor receptor (c-met), c-erbb2 (her2-neu) and clinicopathological parameters in the pathogenesis and prognosis of chordoma. Turkish J Pathol, 2017, 33 (2): 112-120.

36. ZHAI Y, BAI J, GAO H, et al. Clinical features and prognostic factors of children and adolescents with clival chordomas. World Neurosurg, 2017, 98: 323-328.

37. ZHAI Y, BAI J, WANG S, et al. Analysis of clinical factors and PDGFR-β in predicting prognosis of patients with clival chordoma. J Neurosurg, 2018, 129 (6): 1429-1437.

38. CASALI P G, MESSINA A, STACCHIOTTI S, et al. Imatinib mesylate in chordoma. Cancer, 2004, 101 (9): 2086-2097.

39. ROHATGI S, RAMAIYA N H, Jagannathan J P, et al. Metastatic chordoma:

report of the two cases and review of the literature. Eurasian J Med, 2015, 47 (2):
151-154.

40. STACCHIOTTI S, LONGHI A, FERRARESI V, et al. Phase Ⅱ Study of
Imatinib in Advanced Chordoma. J Clin Oncol, 2012, 30 (2): 914-920.

41. HINDI N, CASALI P G, MOROSI C, et al. Imatinib in advanced chordoma:
a retrospective case series analysis. Eur J Cancer, 2015, 51 (17): 2609-2614.

42. ALAN O, TELLI T A, ERCELEP O, et al. Chordoma: a case series and
review of the literature. J Med Case Rep, 2018, 12 (1): 239.

43. STACCHIOTTI S, MOROSI C, LO VULLO S, et al. Imatinib and
everolimus in patients with progressing advanced chordoma: a phase 2 clinical study.
Cancer, 2018, 124 (20): 4056-4063.

44. SCHUETZE S M, BOLEJACK V, CHOY E, et al. Phase 2 study of dasatinib
in patients with alveolar soft part sarcoma, chondrosarcoma, chordoma, epithelioid
sarcoma, or solitary fibrous tumor. Cancer, 2017, 123 (1): 90-97.

45. AKHAVAN-SIGARI R, GAAB M R, ROHDE V, et al. Prognostic
significance of immunohistochemical expression of VEGFR2 and iNOS in spinal
chordoma. Eur Spine J, 2014, 23 (11): 2416-2422.

46. ASKLUND T, DANFORS T, HENRIKSSON R. PET response and tumor
stabilization under erlotinib and bevacizumab treatment of an intracranial lesion non-
invasively diagnosed as likely chordoma. Clin Neuropathol, 2011, 30 (5): 242-246.

47. LIPPLAA A, DIJKSTRA S, GELDERBLOM H. Efficacy of pazopanib
and sunitinib in advanced axial chordoma: a single reference centre case series. Clin

Sarcoma Res, 2016, 6: 19.

48. GEORGE S, MERRIAM P, MAKI R G, et al. Multicenter phase II trial of sunitinib in the treatment of nongastrointestinal stromal tumor sarcomas. J Clin Oncol, 2009, 27 (19): 3154-3160.

49. BOMPAS E, LE CESNE A, TRESCH-BRUNEEL E, et al. Sorafenib in patients with locally advanced and metastatic chordomas: a phase II trial of the french sarcoma group (GSF/GETO). Ann Oncol, 2015, 26 (10): 2168-2173.

50. LEBELLEC L, BERTUCCI F, TRESCH-BRUNEEL E, et al. Circulating vascular endothelial growth factor (VEGF) as predictive factor of progression-free survival in patients with advanced chordoma receiving sorafenib: an analysis from a phase II trial of the french sarcoma group (GSF/GETO). Oncotarget, 2016, 7 (45): 73984-73994.

51. PORTA C, PAGLINO C, MOSCA A. Targeting PI3K/Akt/mTOR signaling in cancer. Front Oncol, 2014, 4: 64.

52. ZAROGOULIDIS P, LAMPAKI S, TURNER J F, et al. mTOR pathway: a current, up-to-date mini-review (Review). Oncol Lett, 2014, 8 (6): 2367-2370.

53. SCHWAB J, ANTONESCU C, BOLAND P, et al.Combination of PI3K/mTOR inhibition demonstrates efficacy in human chordoma.Anticancer Res, 2009, 29 (6): 1867-1871.

54. PRESNEAU N, SHALABY A, IDOWU B, et al. Potential therapeutic targets for chordoma: PI3K/AKT/TSC1/TSC2/mTOR pathway. Br J Cancer, 2009, 100 (9): 1406-1414.

55. TAUZIÈDE-ESPARIAT A, BRESSON D, POLIVKA M, et al. Prognostic and therapeutic markers in chordomas: astudy of 287 tumors. J Neuropathol Exp Neurol, 2016, 75 (2): 111-120.

56. RICCI-VITIANI L, RUNCI D, D'ALESSANDRIS Q G, et al. Chemotherapy of skull base chordoma tailored on responsiveness of patient-derived tumor cells to rapamycin. Neoplasia, 2013, 15 (7): 773-782.

57. BURGER A, VASILYEV A, TOMAR R, et al. A zebrafish model of chordoma initiated by notochord-driven expression of HRASV12. Dis Model Mech, 2014, 7 (7): 907-913.

58. NIBU Y, JOSÉ-EDWARDS D S, DI GREGORIO A. From notochord formation to hereditary chordoma: the many roles of Brachyury. Biomed Res Int, 2013, 2013: 826435.

59. LE L P, NIELSEN G P, ROSENBERG A E, et al. Recurrent chromosomal copy number alterations in sporadic chordomas. PLoS One, 2011, 6 (5): e18846.

60. DIAZ R J, GUDUK M, ROMAGNUOLO R, et al. High-resolution whole-genome analysis of skull base chordomas implicates FHIT loss in chordoma pathogenesis. Neoplasia, 2012, 14 (9): 788-798.

61. HALLOR K H, STAAF J, JÖNSSON G, et al. Frequent deletion of the CDKN2A locus in chordoma: analysis of chromosomal imbalances using array comparative genomic hybridisation. Br J Cancer, 2008, 98 (2): 434-442.

62. MALGULWAR P B, PATHAK P, SINGH M, et al. Downregulation of SMARCB1/INI1 expression in pediatric chordomas correlates with upregulation of miR-

671-5p and miR-193a-5p expressions. Brain Tumor Pathol，2017，34（4）：155-159.

63. WU Z，WANG L，GUO Z，et al. Experimental study on differences in clivus chordoma bone invasion：an iTRAQ-based quantitative proteomic analysis. PLoS One，2015，10（3）：e0119523.

64. ZHANG H，YANG K，REN T，et al. miR-16-5p inhibits chordoma cell proliferation，invasion and metastasis by targeting Smad3. Cell Death Dis，2018，9（6）：680.

65. STRAUSS J，HEERY C R，SCHLOM J，et al. Phase I trial of M7824 (MSB0011359C)，a bifunctional fusion protein targeting PD-L1 and TGF-β，in advanced solid tumors. Clin Cancer Res，2018，24（6）：1287-1295.

66. SHERR C J，BEACH D，SHAPIRO G I. Targeting CDK4 and CDK6：from discovery to therapy. Cancer Discov，2016，6：353-367.

67. HORBINSKI C，OAKLEY G J，CIEPLY K，et al. The prognostic value of Ki-67，p53，epidermal growth factor receptor，1p36，9p21，10q23，and 17p13 in skull base chordomas. Arch Pathol Lab Med，2010，134（8）：1170-1176.

68. LIANG W S，DARDIS C，HELLAND A，et al. Identification of therapeutic targets in chordoma through comprehensive genomic and transcriptomic analyses. Mol Case Stud，2018，4（6）：a003418.

69. VON WITZLEBEN A，GOERTTLER L T，MARIENFELD R，et al. Preclinical characterization of novel chordoma cell systems and their targeting by pharmocological inhibitors of the CDK4/6 cell-cycle pathway. Cancer Res，2015，75（18）：3823-3831.

70. YAKKIOUI Y, TEMEL Y, CREYTENS D, et al. A comparison of cell-cycle markers in skull base and sacral chordomas. World Neurosurg, 2014, 82 (1-2): e311-e318.

71. LIU T, SHEN J K, CHOY E, et al. CDK4 expression in chordoma: A potential therapeutic target. J Orthop Res, 2018, 36 (6): 1581-1589.

72. KWIATKOWSKI N, ZHANG T, RAHL P B, et al. Targeting transcription regulation in cancer with a covalent CDK7 inhibitor. Nature, 2014, 511 (7511): 616-620.

73. SHARIFNIA T, WAWER M J, CHEN T, et al. Small-molecule targeting of Brachyury transcription factor addiction in chordoma. Nat Med, 2019, 25 (2): 292-300.

74. GREENALL S A, LIM Y C, MITCHELL C B, et al. Cyclin-dependent kinase 7 is a therapeutic target in high-grade glioma. Oncogenesis, 2017, 6 (5): e336.

75. LI B, CHONGHAILE T N, FAN Y, et al. Therapeutic rationale to target highly expressed CDK7 conferring poor outcomes in triple-negative breast cancer. Cancer Res, 2017, 77 (14): 3834-3845.

76. CHRISTENSEN C L, KWIATKOWSKI N, ABRAHAM B J, et al. Targeting transcriptional addictions in small cell lung cancer with a covalent CDK7 inhibitor. Cancer Cell, 2014, 26 (6): 909-922.

77. EATON K W, TOOKE L S, WAINWRIGHT L M, et al. Spectrum of SMARCB1/INI1 mutations in familial and sporadic rhabdoid tumors. Pediatr Blood Cancer, 2011, 56 (1): 7-15.

78. YADAV R, SHARMA M C, MALGULWAR P B, et al. Prognostic value of MIB-1, p53, epidermal growth factor receptor, and INI1 in childhood chordomas. Neuro Oncol, 2014, 16 (3): 372-381.

79. HASSELBLATT M, THOMAS C, HOVESTADT V, et al. Poorly differentiated chordoma with SMARCB1/INI1 loss: a distinct molecular entity with dismal prognosis. Acta Neuropathol, 2016, 132 (1): 149-151.

80. TIRABOSCO R, JACQUES T, BERISHA F, et al. Assessment of integrase interactor 1 (INI-1) expression in primary tumours of bone. Histopathology, 2012, 61 (6): 1245-1247.

81. ANTONELLI M, RASO A, MASCELLI S, et al. SMARCB1/INI1 involvement in pediatric chordoma. Am J Surg Pathol, 2017, 41 (1): 56-61.

82. GOUNDER M M, ZHU G, ROSHAL L, et al. Immunologic correlates of the abscopal effect in a SMARCB1/INI1-negative poorly differentiated chordoma after EZH2 inhibition and radiotherapy. Clin Cancer Res, 2019, 25 (7): 2064-2071.

83. IWAI Y, HAMANISHI J, CHAMOTO K, et al. Cancer immunotherapies targeting the PD-1 signaling pathway. J Biomed Sci, 2017, 24 (1): 26.

84. POWLES T, EDER J P, FINE G D, et al. MPDL3280A (anti-PD-L1) treatment leads to clinical activity in metastatic bladder cancer. Nature, 2014, 515 (7528): 558-562.

85. MELERO I, CROCENZI T S, WELLING T H, et al. Phase I/II safety and antitumor activity of nivolumab in patients with advanced hepatocellular carcinoma (HCC): CA209-040. J Clin Oncol, 2015, 33 (18_suppl): LBA101.

中国医学临床百家

86. MOTZER R J, RINI B I, MCDERMOTT D F, et al.Nivolumab for metastatic renal cell carcinoma: results of a randomized phase Ⅱ trial.J Clin Oncol,2015,33(13): 1430-1437.

87. SEGAL N H, OU S H I, BALMANOUKIAN A S, et al. Safety and efficacy of MEDI4736, an anti-PD-L1 antibody, in patients from a squamous cell carcinoma of the head and neck (SCCHN) expansion cohort. J Clin Oncol, 2015, 33: 3011.

88. ANSELL S M, LESOKHIN A M, BORRELLO I, et al. PD-1 blockade with nivolumab in relapsed or refractory Hodgkin's lymphoma. N Engl J Med,2015,372(4): 311-319.

89. GONG J, CHEHRAZI-RAFFLE A, REDDI S, et al. Development of PD-1 and PD-L1 inhibitors as a form of cancer immunotherapy: a comprehensive review of registration trials and future considerations. J Immunother Cancer, 2018, 6 (1): 8.

90. MATHIOS D, RUZEVICK J, JACKSON C M, et al. PD-1, PD-L1, PD-L2 expression in the chordoma microenvironment. J Neurooncol, 2015, 121 (2): 251-259.

91. ZOU M X, PENG A B, LV G H, et al. Expression of programmed death-1 ligand (PD-L1) in tumor-infiltrating lymphocytes is associated with favorable spinal chordoma prognosis. Am J Transl Res, 2016, 8 (7): 3274-3287.

92. FENG Y, SHEN J, GAO Y, et al. Expression of programmed cell death ligand 1 (PD-L1) and prevalence of tumor-infiltrating lymphocytes (TILs) in chordoma. Oncotarget, 2015, 6 (13): 11139-11149.

93. FUJII R, FRIEDMAN E R, RICHARDS J, et al. Enhanced killing of

chordoma cells by antibody-dependent cell-mediated cytotoxicity employing the novel anti-PD-L1 antibody avelumab. Oncotarget, 2016, 7 (23): 33498-33511.

94. MIGLIORINI D, MACH N, AGUIAR D, et al. First report of clinical responses to immunotherapy in 3 relapsing cases of chordoma after failure of standard therapies. Oncoimmunology, 2017, 6 (8): e1338235.

95. NAIDOO J, PAGE D B, LI B T, et al. Toxicities of the anti-PD-1 and anti-PD-L1 immune checkpoint antibodies. Ann Oncol, 2015, 26 (12): mdv383.

96. HORVAT T Z, ADEL N G, DANG T O, et al. Immune-related adverse events, need for systemic immunosuppression, and effects on survival and time to treatment failure in patients with melanoma treated with ipilimumab at memorial sloan kettering cancer center. J Clin Oncol, 2015, 33 (28): 3193-3198.

97. PENG Y, CROCE C M. The role of microRNAs in human cancer. Signal Transduct Target Ther, 2016, 1: 15004.

98. DUAN Z, CHOY E, NIELSEN G P, et al. Differential expression of microRNA (miRNA) in chordoma reveals a role for miRNA-1 in met expression. J Orthop Res, 2009, 28, (6): 746-752.

99. LONG C, JIANG L, WEI F, et al. Integrated miRNA-mRNA analysis revealing the potential roles of miRNAs in chordomas. PLoS One, 2013, 8 (6): e66676.

100. BAYRAK O F, GULLUOGLU S, AYDEMIR E, et al. MicroRNA expression profiling reveals the potential function of microRNA-31 in chordomas. J Neurooncol, 2013, 115 (2), 143-151.

101. GULLUOGLU S, TUYSUZ E C, KUSKUCU A, et al. The potential function of microRNA in chordomas. Gene, 2016, 585 (1): 76-83.

102. ZOU M X, HUANG W, WANG X B, et al. Identification of miR-140-3p as a marker associated with poor prognosis in spinal chordoma. Int J Clin Exp Pathol, 2014, 7 (8): 4877-4885.

103. CHOI P J, OSKOUIAN R J, TUBBS R S. The current understanding of MicroRNA's therapeutic, diagnostic, and prognostic role in chordomas: areview of the literature. Cureus, 2018, 10 (12): e3772.

（赵甜娜　编写 / 马骏鹏　整理）

中国医学临床百家

脊索瘤临床前研究模型的建立

33. 临床前研究模型是研究肿瘤发病机制及治疗方法的必备工具

临床前研究模型在脊索瘤的基础研究中具有极为重要的意义，是研究脊索瘤的发生发展过程、生物学特性及治疗方法中的一种非常重要的手段。手术治疗是脊索瘤治疗的第一选择，通常辅助于放化疗，然而无论是化学治疗或者是靶向治疗均未见明显成功。脊索瘤的临床前模型对于帮助我们深入了解其生物学特性及研发新型治疗方案具有不可替代的意义。然而，到现在为止，并没有充分的动物模型用于研究，但是存在一些为数不多的细胞系用于药物研究。

在脊索瘤中，大多数具有细胞遗传学背景的研究都显示出近二倍体或中等二倍体核型，并具有一些数字和结构重排。EGFR和AKT-PI3K通路下游的激活已见报道。Y-box结合蛋白1（YBX1）

通过 EGFR/AKT 通路促进脊柱脊索瘤的发生发展。*MIR-152* 通过作用于 *HOXC8* 抑制脊索瘤的扩散和入侵。在小儿脊索瘤中，*miR-671-5p* 和 *miR-193a-5p* 调节 *SMARCB1 / INI1* 表达下调的表观遗传学模式，以及下调 *TGF-β* 途径。在 70% 的脊索瘤中，9p21 中的 *CDKN2A* 和 *CDKN2B* 基因座是纯合或杂合丢失的。T 外显子的全外显子和 Sanger 测序显示非同义 SNP rs2305089 与脊索瘤风险密切相关。*Brachury* 基因（位于染色体 6q27 上）与脊索瘤的发病机制密切相关，在体外试验中，沉默该基因，脊索瘤细胞的生长停滞。上述的一些基因突变，尤其是 *Brachury* 基因在脊索瘤当中表达的特异性，为最终建立能够准确代表脊索瘤基因表达类型的临床前模型奠定了基础，并为研发新型治疗方法提供了靶点。

下文将详细介绍脊索瘤临床前模型的研究进展，包括裸鼠模型、斑马鱼模型，脊索瘤治疗效果的真正提高将依赖于上述动物模型的整合与互补。

34. 脊索瘤的临床前模型

脊索瘤的临床前模型在近几年取得了显著的进展，但是仍有许多空白的区域需要填补。这些年中，脊索瘤的原代培养细胞取得了充足的进步，从 ATCC 上的数据来看，现在已经建立的脊索瘤的细胞系只有 10 余种，基本上都是来源于人类的骶尾部和颅底斜坡这两个位置，这些细胞系对于脊索瘤的基础研究及动物模型的建立提供了一定程度上的基础，但是单单使用脊索瘤的细胞系建立起来的动物模型，只有很少的报道。脊索瘤建立起来的动物模型主要是异种移植物，脊索瘤异种移植物是研究脊索瘤并进行体内临床前药物测试的实用模型，至今未见同种移植物的报道。

患者来源的异种移植物更容易保留母体肿瘤的基因型，2013年，I-Mei Siu 等用从患者取来的肿瘤细胞建立起来一个成功的动物模型，之后该作者等证实厄洛替尼是能抑制脊索瘤的生长的。Matteo M Trucco 等在 2013 年同样用原代脊索瘤细胞建立起来一个成功的动物模型，之后作者对 U-CH1 和 U-CH2B 这两株细胞系，进行代谢组学的分析，筛选出了几种具有活性的化合物，在异种移植物中测试了舒尼替尼和硼替佐米这两种化合物，证实这两种药物均减慢了异种移植肿瘤的生长及 NF-κB 信号传导在脊索瘤的生长中具有一定的重要意义。在 2018 年的一个报道中，证实了在没有事先辐射暴露情况下的脊索瘤有骨侵袭的特性，并且观察到 T 基因（*Brachyury*）的拷贝数增加和 *CDKN2A* 的杂合损失。Isaac O Karikari 等建立起源自原代细胞，UCH-1 和 U-CH2b 细胞系的肿瘤模型，并且发现这 U-CH2b 有低致瘤性，同时作者发现原代脊索瘤细胞和 U-CH1 细胞系的肿瘤有类似的 *CD24* 强烈染色而 U-CH2b 肿瘤对 *CD24* 的染色强度较小。因此，作者认为 *CD24* 可能有助于区分脊索瘤细胞类型及其体内的致瘤性。

斑马鱼的遗传模型很容易实现转基因构建体的稳定表达，

因此它非常适合研究起源于诸如脊索等发育结构的肿瘤。而且，透明的鱼可以早期检测到异常增生的带有 GFP 标签的细胞，即使在诸如脊索等区域内也是如此。而且，斑马鱼模型可以轻松进行高通量药物筛选。Alexa Burger 等报道了特异性 GFP 标记的 HRASV12 表达驱动的脊索瘤的新型斑马鱼模型，并且发现 mTORC1 抑制剂雷帕霉素在脊索瘤细胞系中具有某些已证明的活性，可延迟斑马鱼模型中肿瘤形成的开始，并提高荷瘤鱼的存活率。

基因工程动物模型是一种通过控制特定细胞中特定基因的激活与抑制达到产生肿瘤目的的方法。由于建立基因工程动物模型需要对肿瘤遗传学具备深入详尽的认识，因此建立基因工程动物模型是一种比较困难的方式，起步可能会较晚。然而，随着近几年脊索瘤测序工作及基础研究工作的巨大进展，人们对脊索瘤基因组学的认识不断增加，这些都为脊索瘤未来的基因工程动物模型提供了一定的基础。

35. 展望未来：建立原位异体移植物与基因工程动物模型

发展脊索瘤原位异体移植物动物模型及建立基因工程动物模型，并且结合这两种动物模型的特色与优势是未来发展的方向。

近几年来，随着对病因学了解的不断深入，脊索瘤临床前模型得到了一定的发展，逐步建立起来了原代细胞及各种细胞系的裸鼠模型和一定数量的斑马鱼模型。这些成功建立起来的动物模型，为我们从不同角度研究脊索瘤提供了基础与平台。

脊索瘤原代培养细胞及原位异体移植瘤模型一直是最重要且最成熟的研究手段。手术来源的未受过术前放化疗的原代细胞由于标本没有受到过其他治疗手段的干扰，始终保持脊索瘤的原始特性，因此是研究脊索瘤比较好的来源。

脊索瘤基因工程动物模型是临床前平台的另一种主要研究手段。与原位异体移植瘤模型需要免疫功能缺陷动物不同，基因工程动物模型通过控制基因的表达形成肿瘤，保留了完整的免疫功能，因此使肿瘤周围的微环境与在人体内的情形更为相似。由于近几年对脊索瘤基因组学的研究有了很大的发展，但是因为其建立的困难性，仍然需要我们继续为之努力。

下一步的研究方向是建立丰富多样的脊索瘤动物模型，并且对脊索瘤基因组学进行更加详尽的研究，以期突破。之后，可以将脊索瘤常见基因突变如 *Brachury* 等基因敲入内源性位点以更好地模拟特定基因突变产物的表达水平及表达部位，此外，新靶点的发现如 *CD24* 等也为新的模型提供了理论基础及研究方向。

综上所述，不同的临床前研究模型拥有不同的优势，并且都在进行不断的完善。持续改进研究模型将是一个漫长的过程，虽然已经取得了一定成果，但还有很多工作需要完成。应用这些模型的最终目的是找到有效的新型治疗药物，并深入了解脊索瘤治疗抵抗的生理学机制，合理综合利用不同的研究模型将是未来我们测试治疗药物及研究脊索瘤发病机制的关键。

参考文献

1. HALLOR K H, STAAF J, JÖNSSON G, et al. Frequent deletion of the CDKN2A locus in chordoma：analysis of chromosomal imbalances using array comparative genomic hybridisation. Br J Cancer, 2008, 98 (2)：434-442.

2. BURGER A, VASILYEV A, TOMAR R, et al. A zebrafish model of chordoma initiated by notochord-driven expression of HRASV12. Dis Model Mech, 2014, 7 (7)：907-913.

3. LIANG C, MA Y, YONG L, et al. Y-box binding protein-1 promotes tumorigenesis and progression via the epidermal growth factor receptor/AKT pathway in spinal chordoma. Cancer Sci, 2019, 110 (1)：166-179.

4. FANG X, YAN R. miR-152 inhibits the proliferation and invasion of chordoma cells by targeting HOXC8. J Int Med Res, 2019, 47 (10)：5185-5193.

5. MALGULWAR P B, PATHAK P, SINGH M, et al. Downregulation of SMARCB1/INI1 expression in pediatric chordomas correlates with upregulation of miR-671-5p and miR-193a-5p expressions. Brain Tumor Pathol, 2017, 34 (4)：155-159.

6. PILLAY N, PLAGNOL V, TARPEY P S, et al. A common single-nucleotide variant in T is strongly associated with chordoma. Nat Genet, 2012, 44 (11)：1185-1187.

7. NADÈGE P, SHALABY A, YE H, et al. Role of the transcription factor T (Brachyury) in the pathogenesis of sporadic chordoma：a genetic and functional-based study. J Pathol, 2011, 223 (3)：327-335.

8. SHARIFNIA T, WAWER M J, CHEN T, et al.Small-molecule targeting of Brachyury transcription factor addiction in chordoma. Nat Med, 2019, 25（2）：292-300.

9. SIU I M, SALMASI V, ORR B, et al. Establishment and characterization of a primary human chordoma xenograft model. Journal of Neurosurgery, 2012, 116（4）：801-809.

10. SIU I M, RUZEVICK J, ZHAO Q, et al. Erlotinib inhibits growth of a patient-derived chordoma xenograft. PLoS One, 2013, 8（11）：e78895.

11. TRUCCO M M, AWAD O, WILKY B A, et al. A novel chordoma xenograft allows in vivo drug testing and reveals the importance of NF-kappaB signaling in chordoma biology. PLoS One, 2013, 8（11）：e79950.

12. DIAZ R J, LUCK A, BONDOC A, et al. Characterization of a clival chordoma xenograft model reveals tumor genomic instability. Am J Pathol, 2018, 188（12）：2902-2911.

13. KARIKARI I O, GILCHRIST C L, JING L, et al.Molecular characterization of chordoma xenografts generated from a novel primary chordoma cell source and two chordoma cell lines. J Neurosurg Spine, 2014. 21（3）：386-393.

14. WHITE R M, CECH J, RATANASIRINTRAWOOT S, et al. DHODH modulates transcriptional elongation in the neural crest and melanoma. Nature, 2011, 471（7339）：518-522.

15. NORTH T E, GOESSLING W, WALKLEY C R, et al. Prostaglandin E2 regulates vertebrate haematopoietic stem cell homeostasis. Nature, 2007, 447（7147）：1007-1011.

（霍续磊　整理）

脊索瘤临床前研究及展望

36. 颅内脊索瘤相关的临床研究数量丰富

脊索瘤发病率为 0.051/10 万～0.8/10 万，患病率不足 1/10 万，手术难度高，术后并发症多，风险高。从 PubMed 上的数据来看，关于脊索瘤的临床研究已有上千份，但是关于脊索瘤的研究多为回顾性临床病例报告，而且，由于脊索瘤的发病率较低，目前尚缺乏关于脊索瘤治疗的高质量、大样本的随机对照研究。例如，2018 年，Pan Y 等分析 808 例脊索瘤患者的预后因素的回顾性研究，证实骶骨脊索瘤与脊柱脊索瘤的总生存率无显著差异，而高龄（60 岁）、接受非手术治疗和远处转移的脊索瘤患者总体生存率较差。同时由于肿瘤生长较缓慢，成瘤周期较长，建立模型难度较大，现在只存在一定数量的脊索瘤细胞系及成熟的异体移植动物模型，而基因工程动物模型未见报道。

至今为止，临床研究注册网站 ClinicalTrials.gov 上目前可以检索到关于脊索瘤的研究共 47 项，其中涉及颅底脊索瘤的临床试验仅 7 项。脊索瘤临床研究开展的难度由此可见一斑，但在研究者多年来卓绝的努力下，相关研究成果正在不断涌现。

37. 脊索瘤相关的临床研究具有鲜明的特点

颅内脊索瘤相关的临床研究主要集中在下述各方面。

（1）对脊索瘤标本进行组织遗传学等分析：脊索瘤的发生发展具有复杂的调控机制，近年来随着有关脊索瘤分子生物学研究的逐渐深入，包括 *Brachyury* 在内的多个分子、信号通路及 microRNA 被相继发现。2019 年 *Nature Medicine* 发表了针对 *Brachyury* 基因的抗肿瘤小分子药物的研究。

（2）对颅内脊索瘤术前的分期分型评估：术前对脊索瘤进行分型评估可较准确反映病变的部位及程度，选择手术入路和判定术后疗效及预后。除国内外接受度较广的 AL-Mefty 分型及周定标提出的 5 型分型，为适应不同手术入路，新的分型及评估系统相继被提出。

（3）对手术、放疗方案、新型药物及靶向治疗等手段的治疗有效性的评价。

1）内镜：近年来经前方入路内镜治疗是颅底脊索瘤手术治疗的一个新方向。与传统开颅手术相比，经鼻内镜入路切除颅底脊索瘤的手术创伤较低，并且随着时间的增长，术后脑脊液漏及重要血管神经损伤等并发症亦明显减少。

2）放疗：脊索瘤术后辅助放疗对于脊索瘤患者的远期生存具有非常重要的意义。而且，对于脊索瘤而言，高剂量的放射治疗具有非常好的作用，至此，各种精确放疗手段应运而生：三维适形放疗、三维适形调强放疗、X 刀、伽玛刀、射波刀，以及新型的粒子放疗技术包括质子刀和重离子放疗等。越来越多的研究证明，放射治疗作为一种辅助性治疗，在脊索瘤无法全切时，若合理应用能在一定程度上控制肿瘤的局部复发，改善患者预后。

3）化疗及靶向治疗：脊索瘤化疗仍处于临床试验阶段，传统化疗药物对于脊索瘤的疗效较差，除了一些实验室阶段的有效性报道，未见明确的临床报道。分子靶向治疗是肿瘤治疗的一个新方向，受体酪氨酸激酶（receptor tyrosine kinase，RTK）信号通路靶向药物、哺乳动物雷帕霉素靶蛋白（mammalian target of rapamycin，mTOR）通路阻滞剂、JAK/STAT 信号通路抑制剂等治疗脊索瘤的研究均取得一定效果。靶向治疗可能成为颅底脊索瘤治疗的重要辅助方法。

（4）目前国际公认的针对脊索瘤的治疗指南是手术伴术后放疗，第 1 次手术是关键。颅底脊索瘤首选手术治疗，手术全切除是患者预后的一项重要指标，尤其是对于首次治疗的患者。2019年 NCCN 指南对于颅底脊索瘤治疗的推荐方案为手术或手术联合放疗，2015 年 CF 共识亦认为所有颅底脊索瘤术后均应进行辅助放疗。

38. 脊索瘤的临床研究热点集中于术后放疗与靶向治疗，复发脊索瘤的治疗策略是难点

新的放射治疗手段设备复杂、昂贵，临床应用时间较短，目前，在国内，对颅底脊索瘤的控制效果仍处于观察阶段，应用尚不广泛。新型靶向药物治疗脊索瘤的研究均取得一定效果，但都停留在实验探索或临床试验阶段，有待进一步的研究。而且，对于复发的脊索瘤，目前认为最重要的治疗手段仍以手术治疗为主。

39. 展望

随着脊索瘤研究的深入及脊索瘤标本的收集，自细胞系 U-CH1 成功培育以来，CH22、EACH-1、CH8、GP60、JHC7、MUG-Chor1 等细胞系也陆续获得培育和验证，动物模型的建立亦有报道，此将为脊索瘤的研究提供良好的实验平台，以进一步探索 lncRNA 及 cirRNA 等非编码 RNA 在脊索瘤中的作用、寻找影响肿瘤干细胞表型的分子，构建脊索瘤发生发展的调控网络，改善目前脊索瘤诊治困难的困境。内镜技术的发展和术中神经导航、神经电生理技术等能够赋予临床神经肿瘤工作者更强的能力，在保护神经功能的同时最大限度切除肿瘤，改善脊索瘤患者的预后。

参考文献

1. PAN Y, LU L, CHEN J, et al. Analysis of prognostic factors for survival in patients with primary spinal chordoma using the SEER Registry from 1973 to 2014. J Orthop Surg Res, 2018, 13 (1)：76.

2. SHARIFNIA T, WAWER M J, CHEN T, et al. Small-molecule targeting of Brachyury transcription factor addiction in chordoma. Nat Med, 2019, 25 (2)：292-300.

3. AL-MEFTY O, BORBA LAB.Skull base chordomas：a management challenge. J Neurosurg, 1997, 86 (2)：182-189.

4. 周定标，余新光，许百男，等 . 颅底脊索瘤的分型、诊断与手术 . 中华神经外科杂志，2005，21（3）：156-159.

5. FERNANDEZ-MIRANDA J C, GARDNER P A, SNYDERMAN C H, et al. Clival chordomas：a pathological, surgical, and radiotherapeutic review. Head Neck, 2014, 36 (6)：892-906.

6. YASUDA M, BRESSON D, CHIBBARO S, et al. Chordomas of the skull base and cervical spine：clinical outcomes associated with a multimodal surgical resection combined with proton-beam radiation in 40 patients. Neurosurg Rev, 2012, 35 (2)：171-182.

7. MCDONALD M W, LINTON O R, MOORE M G, et al. Influence of residual tumor volume and radiation dose coverage in outcomes for clival chordoma. Int J Radiat Oncol Biol Phys, 2016, 95 (1)：304-311.

8. LIU A L, WANG Z C, SUN S B, et al. Gamma knife radiosurgery for residual

skull base chordomas. Neurol Res, 2008, 30 (6): 557-561.

9. JIAN B J, BLOCH O G, YANG I, et al. Adjuvant radiation therapy and chondroid chordoma subtype are associated with a lower tumor recurrence rate of cranial chordoma. J Neurooncol, 2010, 98 (1): 101-108.

10. 白吉伟, 张亚卓. 颅底脊索瘤综合治疗的研究进展. 中华神经外科杂志, 2018, 34 (11): 1174-1177.

11. DI MAIO S, ROSTOMILY R, SEKHAR L N. Current surgical outcomes for cranial base chordomas: cohort study of 95 patients. Neurosurgery, 2012, 70 (6): 1355-1360.

12. TZORTZIDIS F, ELAHI F, WRIGHT D, et al. Patient outcome at long-term follow-up after aggressive microsurgical resection of cranial base chordomas. Neurosurgery, 2006, 59 (2): 230-237.

13. LEE J, BHATIA N N, HOANG B H, et al.Analysis of prognostic factors for patients with chordoma with use of the california cancer registry. J Bone Joint Surg Am, 2012, 94 (4): 356-363.

14. EID A S, CHANG U K, LEE S Y, et al. The treatment outcome depending on the extent of resection in skull base and spinal chordomas. Acta Neurochir (Wien), 2011, 153 (3): 509-516.

15. SEN C, TRIANA A I, BERGLIND N, et al. Clival chordomas: clinical management, results, and complications in 71 patients. J Neurosurg, 2010, 113 (5): 1059-1071.

16. PRESNEAU N, SHALABY A, IDOWU B, et al. Potential therapeutic targets for chordoma: PI3K/AKT/TSC1/TSC2/mTOR pathway. Br J Cancer, 2009, 100 (9):

1406-1414.

17. TAMBORINI E，VIRDIS E，NEGRI T，et al.Analysis of receptor tyrosine kinases（RTKs）and downstream pathways in chordomas. Neuro Oncol, 2010, 12（8）：776-789.

（霍续磊　徐晓颖　整理）

典型病例

40. 病例一　软骨样脊索瘤

（1）基本信息

患者男性，38 岁，主因"视物双影半个月"入院。

现病史：患者半个月前出现视物双影，偶有头痛，每个月
3～4 次，钝痛为主，持续时间不等，无明显诱因，自行缓解。

查体阳性发现：左眼外展不能。

术前 CT（图 4）：病变与正常组织等密度；骨窗像上可见斜
坡骨质破坏。

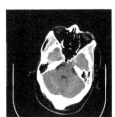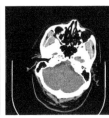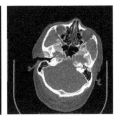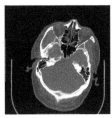

肿瘤位于中上斜坡，等密度，骨窗可见斜坡骨质明显破坏。

图 4　术前头部 CT

术前 MRI（图5）：中上斜坡占位，长 T_1 长 T_2 信号，局部不均匀中等强化。

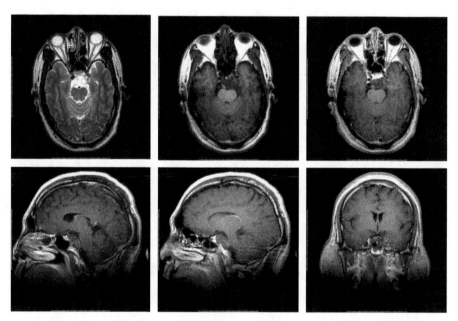

中上斜坡占位，肿瘤主体外生于斜坡骨质，长 T_1 长 T_2 信号，局部不均匀中等强化。

图5 术前磁共振

完善术前检查后于我院行左乙状窦前入路肿瘤近全切除术，术中见肿瘤位于斜坡，斜坡硬膜完整，肿瘤灰白色，胶冻样，血供中等，部分钻入海绵窦后部，分块切除肿瘤，可见肿瘤推挤同侧滑车神经、三叉神经、外展神经，分离后保护，肿瘤与同侧神经无粘连，颈内动脉位于肿瘤前内侧，保护良好，残腔填塞海绵压迫止血，术中出血 1500 mL，输红细胞 750 mL，术后带气管插管返回 ICU 病房。术后患者恢复可，左眼外展不能，无明显并发症。

术后复查 MRI（图 6）：肿瘤近全切除，增强未见强化。

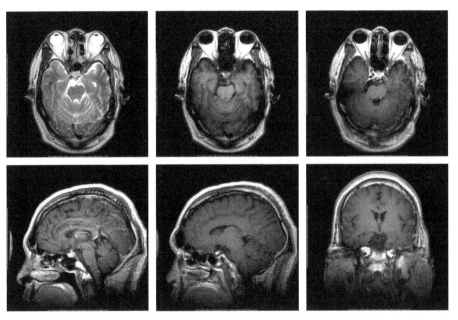

图 6　术后磁共振：肿瘤近全切除，增强未见强化

病理（图 7）：软骨样脊索瘤，Brachyury（+++），Galectin-3（+++），EGFR（+++），AE1/AE3（+++），Ki-67 约 1%，PDGFRα（+++），C-Met（+++），EMA（+++），INI1（++），S-100（+），E-cadherin（−）。

随访：带瘤生存 9 年，正常生活，患者外院复查（未留存影像学资料）。

A：HE 染色 ×200；B：Brachyury（+++）。

图 7　病例一病理：软骨样脊索瘤（彩图见彩插 1）

（2）病例点评

对疾病的诊断需要结合患者的症状、体征和影像学检查等进行综合评估，结合体征及 MRI 影像分析，可见病变位于中上斜坡，此部位正位于外展神经进入 Dorello 孔所在，因此也解释了为何会出现外展神经症状的原因；CT 病变呈等密度，骨窗相可见斜坡骨质破坏，提示肿瘤具有骨侵蚀性；MRI 病变呈长 T_1 长 T_2 信号，局部不均匀中等强化，提示病变质地可能相对较软。MRI 见病变与脑干之间界限相对清楚，考虑为硬膜外病变，有硬膜作为分隔。

因病变位于中上斜坡，硬膜外病变，且呈膨胀性生长，故手术取乙状窦前入路，从后侧方对斜坡病变进行切除。选此入路即可兼顾斜坡下方后颅窝病变的显露，同时可以增加侧方视角，以满足对鞍旁、对侧脑干腹侧病变的暴露，在增加暴露的同时缩短了手术的操作距离。

该病理为软骨样脊索瘤，须与经典型脊索瘤、软骨肉瘤等相鉴别。软骨样脊索瘤占脊索瘤的 5%～15%，其镜下特点主要为呈片状生长，由空泡状上皮细胞和黏液基质组成。细胞角蛋白和上皮膜抗原的免疫染色阳性，电镜见核粒，还含有多少不等的透明软骨样区域。本型发病年龄较轻，其预后较经典型要好。而经典型脊索瘤最常见，占总数的 80%～85%。具有脊索瘤典型的镜下特点，但瘤内无软骨或其他间充质成分。多见于 40～50岁患者，小于 20 岁者少见，无性别差异。软骨肉瘤在病理形态上与软骨样脊索瘤很相似，约有 37% 的软骨肉瘤患者被误诊为软骨样脊索瘤，但生物学特性有本质的差别，一般来说，软骨肉瘤病情进展较慢，CT 上钙化较多见，肿瘤位置更偏一侧，但据此往往难以做出鉴别。更准确的鉴别有赖于肿瘤标记分子，IDH1/2 和 podoplanin 蛋白为软骨肉瘤特有的，而细胞角蛋白及Brachyury 蛋白则为脊索瘤特有，据此可做出准确的鉴别诊断。

41. 病例二　经典型脊索瘤

（1）基本信息

患者男性，46 岁，主因"视物重影 1 年半，头疼头晕 1 个月，加重 2 天"收入院。

现病史：1 年半前无诱因出现视物重影，向左侧注视时明显，1 个月前开始头疼、头晕，双额颞为重，右侧肢体力稍弱。

查体阳性发现：左侧外展受限，右侧肢体肌力 V- 级。

　　术前 MRI（图 8）：可见病变位于中上斜坡，呈浸润性生长。

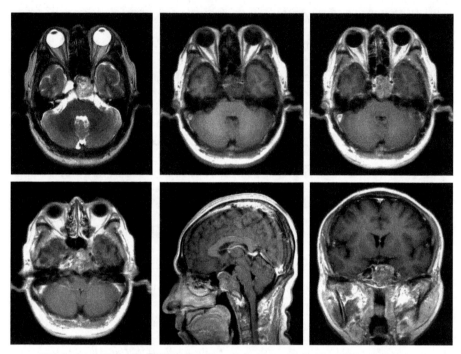

病变位于中上斜坡，肿瘤浸润生长，长 T_1 长 T_2 信号，增强可见不明显不均匀强化。

图 8　术前磁共振

　　完善术前检查后我院行左侧乙状窦前入路肿瘤切除术，术中见肿瘤自斜坡外硬膜生长，突入硬膜下，肿瘤实性，质地软，黄白色，血供丰富，其中有纤维分隔，手术顺利，术后患者恢复好，左侧外展受限未好转，无新神经功能障碍及并发症，四肢肌力 V 级。

　　术后复查 CT 及磁共振（图 9）示肿瘤近全切除。

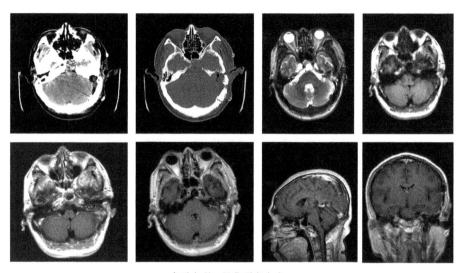

术后病理：经典型脊索瘤。

图9 术后CT及磁共振：肿瘤近全切除

　　2年后患者因肿瘤复发于外院行立体定向放疗（影像学资料缺失），第1次术后5年患者出现左眼视力下降，行核磁检查（图片10）示肿瘤复发。遂在我院行经鼻蝶脊索瘤切除术，肿瘤位

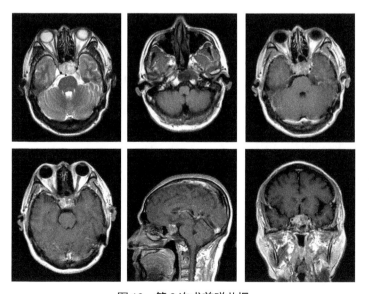

图10 第2次术前磁共振

于蝶窦内及斜坡，斜坡骨质破坏，肿瘤灰红色，血供中等，边界不清，质地软韧不均。

术后行磁共振检查（图片11）提示肿瘤大部切除。

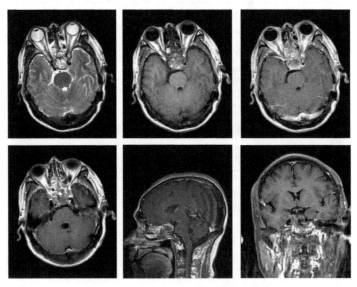

图 11　第 2 次术后磁共振：肿瘤大部切除

术后病理（图 12）：经典型脊索瘤，Brachyury（+++），Galectin-3（+++），EGFR（+），AE1/AE3（++），Ki-67 约 8%，PDGFRα（+++），C-Met（+++），EMA（+++），INI1（++），S-100（++），E-cadherin（+）。

术后 1 个月患者出现脑脊液鼻漏，行经鼻内镜下脑脊液漏修补术，术后恢复可，视力未缓解。

肿瘤复发，位于上斜坡及鞍蝶窦，强化较第 1 次术前明显。

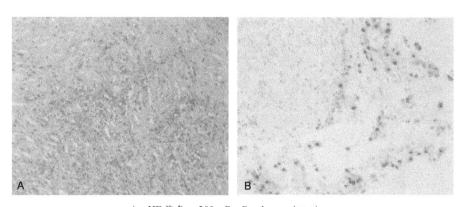

A：HE 染色 ×200；B：Brachyury（+++）。

图 12 病理：经典型脊索瘤（复发）（彩图见彩插 2）

二次肿瘤切除术后 8 个月患者出现右侧视力下降，至二次肿瘤切除术后 14 个月患者右眼失明，左侧视力较前减退，间断头晕、头胀，检查（图片 13）发现肿瘤再次复发，行第三次肿瘤切除：右额眶颧入路开颅行肿瘤切除术，术中右侧视神经被肿瘤

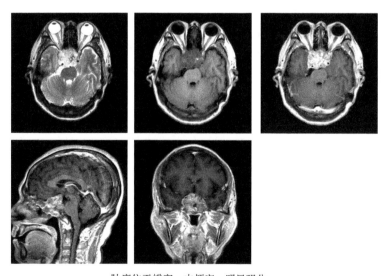

肿瘤位于蝶窦、中颅底，明显强化。

图 13 第三次肿瘤切除术前磁共振

及瘤周韧带压迫呈束带样，肿瘤位于鞍内、鞍上、鞍旁及蝶窦、海绵窦内，灰红色，质软韧不均，胶冻样，血供丰富，部分包绕右侧颈内动脉，取自体脂肪及筋膜填塞蝶窦重建颅底。

术后复查提示（图片14）肿瘤部分切除。

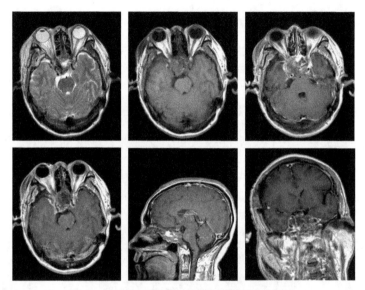

图 14　第三次肿瘤切除术后，肿瘤部分切除

术后病理（图15）：脊索瘤，Brachyury（+++），Galectin-3（+++），EGFR（+），AE1/AE3（+++），Ki-67 约 10%，PDGFRα（+++），C-Met（+++），EMA（+++），INI1（++），S-100（+++），E-cadherin（±）。

术后 2 个月出现脑脊液漏，原切口入路开颅行脑脊液漏修补术，术后患者恢复可，术前症状无缓解。

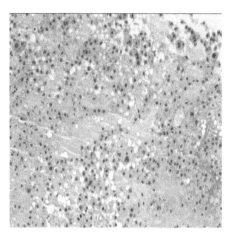

图 15 病理：脊索瘤，Ki-67 局灶 10%（HE 染色 ×200）（彩图见彩插 3）

术后 1 年患者行质子刀治疗，2 年后患者自觉右侧耳鸣，偶有吞咽困难，饮水呛咳，检查（图 16）发现左侧颈枕交界区占位，幕上脑室扩大。入院查体：患者神清可语，双瞳左：右 = 2 mm：2.5 mm 右侧光反应消失，左眼视力减退，右眼失明无光

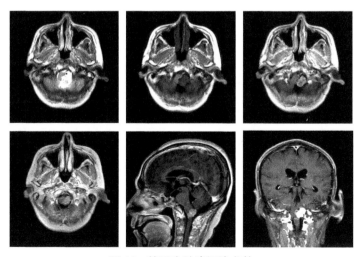

图 16 第四次肿瘤切除术前

感，左眼外展受限，左颞侧视野缺损，四肢活动可，病理征阴性。行后正中入路开颅肿瘤切除术，肿瘤位于延髓背侧偏左，灰红色、质地韧，血供极丰富，全切肿瘤，术后患者出现声音嘶哑，未出现其他新发症状，术前症状无好转。

术后复查（图片17）提示枕颈交界处肿瘤全切。

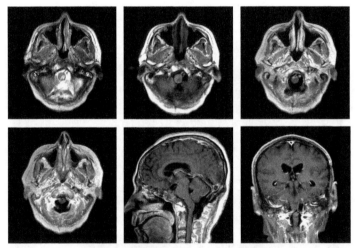

图17　第四次肿瘤切除术后：颈枕交界区肿瘤全切

术后病理（图18）：脊索瘤，Brachyury（+++），Galectin-3（++），EGFR（+），AE1/AE3（+++），Ki-67约3%，PDGFRα（+++），C-Met（+++），EMA（+++），INI1（+++），S-100（+++），E-cadherin（−）。

中颅窝肿瘤外，左侧枕颈交界区可见病变，长 T_1 长 T_2 信号，明显强化。

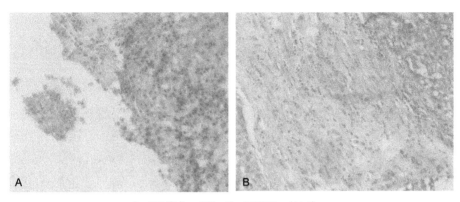

A：HE 染色 ×200；B：PDGFRα（+++）。

图 18　病理：脊索瘤（彩图见彩插 4）

术后 16 个月，患者出现记忆力下降，四肢无力、头痛，磁共振检查（图 19）发现中颅窝病变明显增大，脑积水，入院查体阳性体征同上次术前。我院行左侧脑室腹腔分流术，术后患者脑积水缓解，术后患者一度电解质紊乱、激素异常，药物治疗好转。术后 1 个月患者出现口角流涎、伴吞咽困难，进行性加重，术后 6 个月复查（图 20）发现中颅窝肿瘤进一步增大，于我院行第 5 次肿瘤切除术，切口采用右额颞断颧弓原切口，术中肿瘤边界不清楚，破坏颅底骨质明显，血供丰富，分块部分切除肿瘤。术后患者第 4 天拔出切口引流管，术后第 4 天晚患者出现胡言乱语、发热，体温最高 39.1℃，复查头颅 CT 见颅内大量积气，考虑脑脊液漏可能大，急诊行右额颞原切口入路探查＋脑脊液漏修补术，术后患者一度肺部感染、下肢静脉血栓，经抗感染、抗凝等治疗后好转。

术后复查（图 21）示肿瘤部分切除。

中颅窝肿瘤增大，左侧脑桥附近可见肿瘤，双侧幕上脑积水。

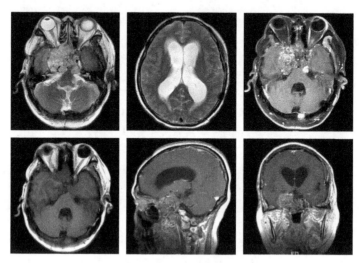

图 19　分流术前磁共振

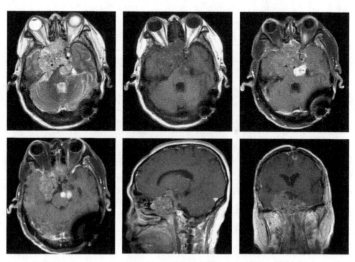

肿瘤长 T_1 长 T_2 不均匀信号，呈"蜂窝样"，左侧脑桥腹侧可见肿瘤浸润，脑积水较前明显缓解。

图 20　第 5 次肿瘤切除术前磁共振

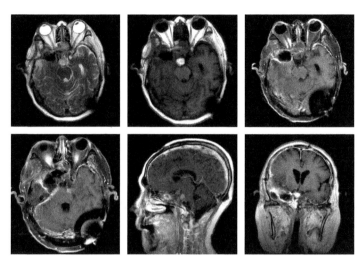

图 21 第 5 次肿瘤切除术后磁共振：肿瘤部分切除

术后病理（图 22）：脊索瘤，Brachyury（+++），Galectin-3（+++），EGFR（+++），AE1/AE3（+++），Ki-67 约 10%，PDGFRα（+++），C-Met（+++），EMA（+++），INI1（+++），S-100（+++），E-cadherin（+）。

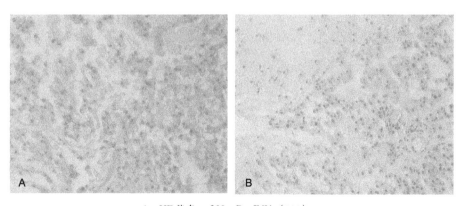

A：HE 染色 ×200；B：INI1（+++）。

图 22 病理：脊索瘤（彩图见彩插 5）

患者出院时神志清、不全失语，四肢活动正常，其余同入院。于第 5 次术后 6 个月去世，具体原因不详。

（2）病例点评

该患者经过五次肿瘤的外科手术、一次立体定向治疗、一次质子刀治疗，治疗手段和手术入路的选择都很恰当（尽管出现了两次脑脊液漏的并发症）。第 1 次手术因病变位于上、中、下斜坡，因此采用传统的乙状窦前入路力求初次手术肿瘤全切，立体定向辅助术后巩固治疗，5 年后患者才因肿瘤复发而行第 2 次手术。第 2 次手术前影像学表现为蝶窦内合并斜坡的肿瘤，采用内镜经鼻蝶手术选择得当。第 3 次手术时肿瘤位于蝶骨、岩尖区、斜坡包括鞍内及海绵窦，因此选用额眶颧入路对充分显露前、中颅底有帮助。至于第 4 次手术的肿瘤位置与前三次位置比较属于异位，肿瘤位于延髓的侧方及腹侧，与原发部分不符，可能由于肿瘤的异位播散所致。第 5 次肿瘤切除手术采用了和第 3 次相同的原切口入路，因为肿瘤位置吻合，但因肿瘤体积更大、周边粘连及组织破坏更严重，因此患者的预后欠佳。

回顾该患者的就诊经历看，这个病例充分体现该病的治疗和预后特点"棘手、烦琐、残留"，就如同脊索瘤的名字一样，对于脊索瘤来说，外科手术为预后相关的重要因素，只有肿瘤达到全切才能根治，但由于肿瘤常常对骨质有侵袭，所以很难达到肿瘤全切，该病例第 1 次手术时达到近全切除，且术后辅助以放疗，故无症状生存期较长，预后较好。但此后几次手术由于肿瘤复发及与周围组织的粘连、对骨质的破坏，导致只能大部分甚至部分切除，故预后也较差。且多次手术以后，可能会刺激肿瘤发生突变，故之后的质子治疗效果并不显著。对于多次手术的患者来说，第 1 次手术的彻底切除是控制病变的关键，如若第 1 次达不到近全切除，会增加之后再次手术的难度，且之后辅助治疗手段如质子刀及靶向治疗上效果也不会有所益处，故需要着重注意第 1 次手术切除情况，并辅以放化疗来改变目前整体疗效的窘境。

42. 病例三　脊索瘤

（1）基本信息

患者女性，9 岁，主因"头痛 1 年，步态不稳 5 个月"入院。

现病史：患者 1 年前无明显诱因出现晨起后后枕部及右侧面部疼痛，2 小时左右自行缓解，于外院检查磁共振发现斜坡病变，4 个月前患者出现步态不稳、双上肢无力，3 个月前出现抬头无力，需有人搀扶才能缓慢行走。

查体阳性发现：左侧肢体肌力Ⅳ级，右侧肢体肌力Ⅳ级，双侧巴氏征阳性。

头部 MRI（图 23）：斜坡区可见稍长 T_1 长 T_2 信号，脑桥延髓受压向后移位。

完善术前检查后于我院行"右远外侧入路肿瘤的大部切除术"，术中打开颈 1 ～颈 2 半椎板，肿瘤位于硬膜外，质地软韧相间，将椎动脉水平段抬起，边界不清，血供不丰富。枕大孔偏右亦可见部分肿瘤，位于硬膜外，基地附着于枕大孔前缘、下斜坡、椎动脉内侧，质地软韧相间，边界清楚，有包膜，血供中等，舌下神经及小脑后下动脉及其分支位于肿瘤表面。肿瘤侵蚀斜坡骨质，最终大部切除肿瘤。术后患者恢复好，四肢肌力改善。

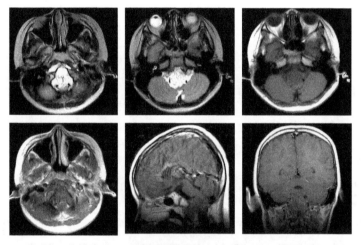

肿瘤位于枕颈交界区，包绕双侧椎动脉，长 T_1 长 T_2，无明显强化。

图 23　患者第 1 次术前磁共振

术后（图 24）复查示肿瘤大部分切除。病理：脊索瘤。

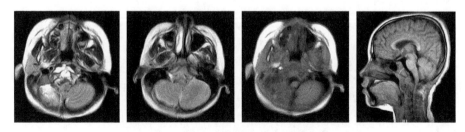

图 24　第 1 次术后复查磁共振：肿瘤大部切除

术后4个月行立体定向放射治疗疗（影像学资料丢失）。后定期复查核磁，术后13年复查核磁（图25）示肿瘤较第1次无明显进展。

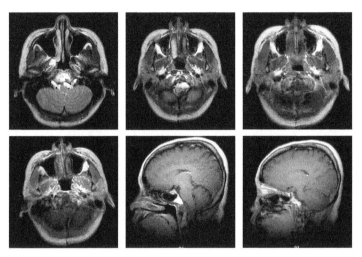

图25　13年后常规复查磁共振：肿瘤较第1次术后无明显进展

14年后患者无明显诱因出现后颈部及肩部疼痛不是，影响睡眠，逐渐加重，并出现左上肢感觉麻木，右侧肢体痛温觉减退，伴吐刺欠流利，间断吞咽受限，查体发现双侧舌肌萎缩，舌肌震颤，双侧咽反射减弱，双侧转颈及耸肩力弱，四肢深浅感觉减退，四肢肌力 V-级，共济失调。

检查（图26）发现脊索瘤复发，于2014年7月又行"左远外侧入路开颅枕大孔病变切除术"，术中肿瘤凸起于颈1上方及下方、枕大孔前侧方，主体位于硬膜外，灰白色，质地脆软，血供丰富，边界欠清楚，侵蚀部分寰椎及斜坡、枕大孔骨质，大部分切除肿瘤。术后患者疼痛症状改善，四肢肌力及感觉改善，其余同术前。

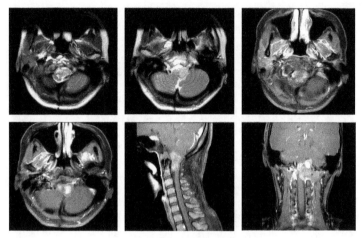

患者肿瘤明显较前增大，主体位于颈枕交界区偏左。

图 26　第 2 次术前

术后复查（图 27）核磁提示肿瘤大部分切除。

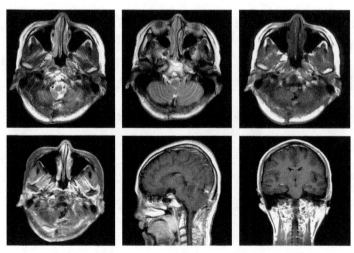

图 27　第 2 次术后，肿瘤大部切除，脑干形态基本恢复

术后病理（图 28）：脊索瘤，Brachyury（+++），Galectin-3（+++），EGFR（+），AE1/AE3（+++），Ki-67 约 5%，PDGFRα（+++），C-Met（+++），EMA（+++），INI1（+++），S-100（+++），E-cadherin（−）。

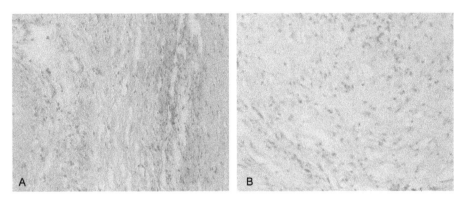

A：HE 染色 ×200；B：C-Met（+++）。

图 28　病理：脊索瘤（彩图见彩插 6）

（2）病例点评

该患者第 1 次手术肿瘤位于下斜坡至 C1 水平，影像学显示脑桥及延髓腹侧受压显著，患者以肢体乏力为主要症状，提示脑干以压迫挤压为主，影像学上可发现肿瘤与脑干之间尚有界限，但包裹了双侧椎动脉，术中需要注意避免重要血管和神经的损伤。手术选择了对于显露下斜坡及枕大孔区有优势的远外侧入路，术中所见肿瘤位于硬膜外，挤压脑干，但肿瘤对于斜坡及椎管骨质有破坏，因此位于骨质和硬膜间隙的肿瘤可全切除，但对于斜坡骨质部分肿瘤无法做到全切除。因为脑干功能未受显著影响，术后患者恢复理想。患者经过立体定向治疗后短期内肿瘤控制满意。复发后的肿瘤位于下斜坡至枕大孔区偏左，选择了左侧远外侧入路，肿瘤依然位于硬膜外，虽与斜坡骨质界面不清，但与脑干界限清晰，因此术后脑干在影像学形态上恢复，患者的症状及功能也得到进一步的改善。

对于这种肿瘤虽然侵袭骨质但却与脑干界限清晰的患者，术后辅助放疗不仅可以延缓肿瘤生长，还能减少对脑干的刺激，进而可以使患者术后的生活质量得到一定的保障。

43. 病例四　软骨样脊索瘤

（1）基本信息

患者女性，42岁，主因"左眼视力下降2年，发作性眩晕2次"入院。

现病史：患者入院前2年无明显诱因出现左眼视力下降，半年前出现发作性眩晕两次，自行缓解。

查体阳性发现：双侧视力下降。

入院完善术前检查（图29）后于我院行"左额颞开颅肿瘤全切术"，术中可见肿瘤隆起于中颅窝底，硬膜外，与海绵窦壁粘连，边界欠清楚，肿瘤实性，灰红色，质地胶冻样，血供不丰富，肿瘤侵蚀中颅底骨质，破坏明显，次全切除肿瘤。

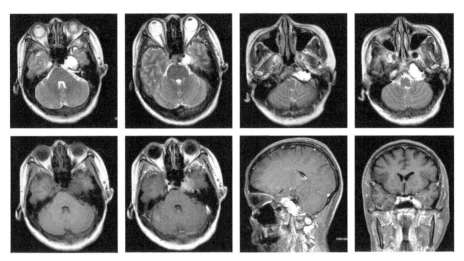

肿瘤位于左中颅底、海绵窦旁，部分包绕颈内动脉，长 T_1 长 T_2 信号，明显强化。

图 29　术前磁共振

术后核磁（图 30）提示肿瘤次全切除。

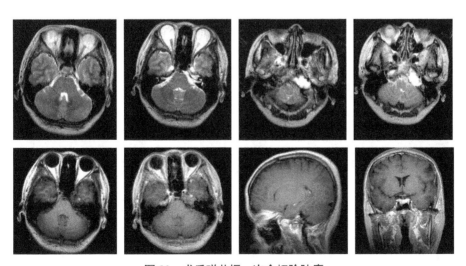

图 30　术后磁共振：次全切除肿瘤

术后病理（图31）：软骨样脊索瘤，Brachyury（+++），Galectin-3（+），EGFR（+），AE1/AE3（−），Ki-67 约 1%，PDGFRα（+++），C-Met（+++），EMA（−），INI1（±），S-100（+++），E-cadherin（−）。

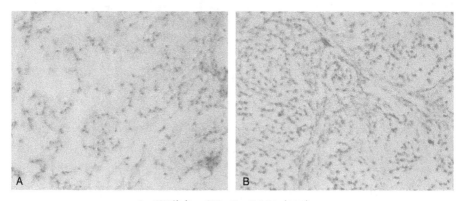

A：HE 染色 ×200；B：C-Met（+++）。

图31　病理：软骨样脊索瘤（彩图见彩插7）

术后患者症状同术前（图32～图34）。

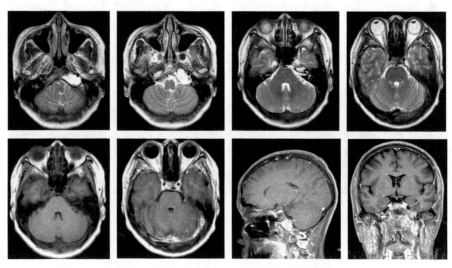

图32　术后 1 年复查：残留肿瘤较前稍增大

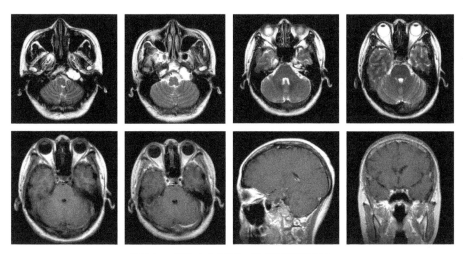

图 33　术后 4 年复查，肿瘤无明显变化

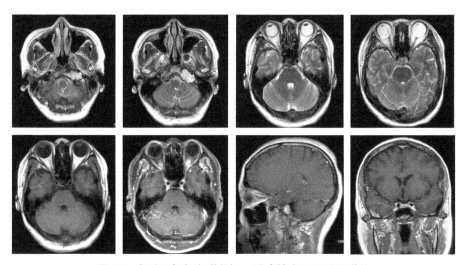

图 34　术后 6 年复查磁共振：肿瘤较术后无明显增长

（2）病例点评

该病例影像学表现为偏一侧的中颅底病变，影像学表现为长 T_1 长 T_2，且强化显著。手术采用了额颞开颅以充分显露中颅底，

肿瘤位于硬膜外，和海绵窦侧壁有粘连，破坏岩骨骨质且与颈内动脉有包裹，因此手术只能达到大部分切除，术后复查在岩骨区域有残留。术后1年复查残留略有增大，因此及时行立体定向治疗，术后6年复查显示肿瘤变化不明显，该患者控制稳定可能与其软骨样脊索瘤的病理有关，而肿瘤复发后及时的辅助放疗（包括立体定向治疗及质子治疗等）也起到一定效果。因此，能够发现复发后请肿瘤放疗科医师的多学科协助非常必要。

44. 病例五　脊索瘤

（1）基本信息

患者女性，27岁，主因"间断头痛1年半，加重伴发音不清2个月"收入院。

现病史：患者入院前一年半前无明显诱因出现头痛，为右颈枕部刺痛，可自行缓解，入院前2个月出现吐字不清，疼痛发作时出现右侧肢体放射痛。

查体阳性发现：左侧舌肌萎缩，伸舌右偏，咽反射减弱。

头部MRI（图35）：枕大孔、寰椎前弓占位。脊索瘤。

完善术前检查后于我院行"右远外侧入路开颅肿瘤切除术"，术中见肿瘤位于下斜坡枕颈交界区，灰白色，质地脆韧，血运丰富，与周围组织边界不清，侵袭斜坡骨质，大部切除肿瘤。术后患者左侧舌肌萎缩未好转，吞咽可，无其他症状加重。

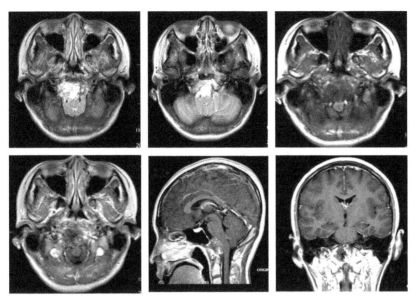

肿瘤位于枕大孔前方，枕颈交界区，长 T_1 长 T_2 不规则信号，不均匀局部强化。

图 35　第 1 次术前

术后核磁（图 36）：肿瘤大部分切除。

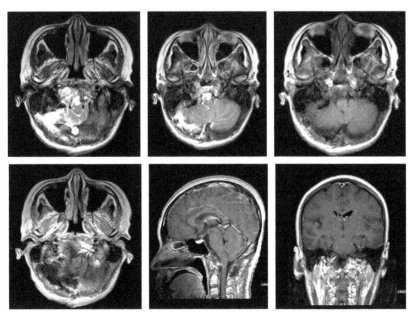

图 36　第 1 次术后：肿瘤次全切除切除，脑干形态基本恢复

术后病理（图 37）：脊索瘤，Brachyury（+++），Galectin-3（+），EGFR（+），AE1/AE3（−），Ki-67 约 3%，PDGFRα（+++），C-Met（+++），EMA（+++），INI1（++），S-100（±），E-cadherin（+）。

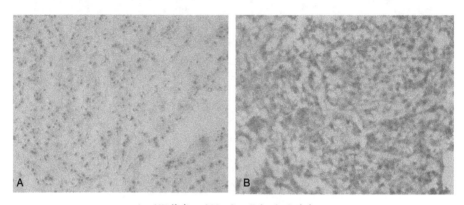

A：HE 染色 ×200；B：Galectin-3（+）。

图 37　第 1 次术后病理：脊索瘤（彩图见彩插 8）

术后 3 个月患者自觉右枕部持续钝痛，疼痛范围逐渐扩大，累及右颈部及双侧肩胛区，门诊复查（图 38）发现肿瘤较前变大，门诊动态保守观察。患者自觉疼痛加重，影响正常生活，术后 6 个月患者坐起后出现颈部疼痛难忍，持续卧床，同时出现复视、右侧听力减退，声音低沉及嘶哑，复查（图 39）发现肿瘤进一步增大。术后 7 个月患者出现左侧肢体麻木无力，症状逐渐加重。术后 8 个月查核磁（图 40），因"肿瘤复发"，患者于我院行右侧耳后弧形入路复发脊索瘤切除术。术中探查肿瘤位于右侧颈静脉孔及咽旁间隙，主体位于硬膜外，肿瘤向枕大孔区域延伸，并于枕大孔前方区域突入硬膜下，与脑干、同侧椎动脉粘连，肿瘤血供丰富，质地韧，出血 3500 mL，术后患者带气管插管回 ICU 病房监护治疗。术后 2 小时复查 CT（图 41）示肿瘤部分切除。

术后患者持续昏迷，双上肢伸直，下肢屈曲，四肢张力高，双侧巴氏征阳性，自主呼吸微弱。术后 1 天复查头部 CT 提示双侧幕上脑积水，于我院急诊全麻下行右侧脑室穿刺外引流术，术后引流通畅，术后患者意识无改善，自主呼吸微弱。

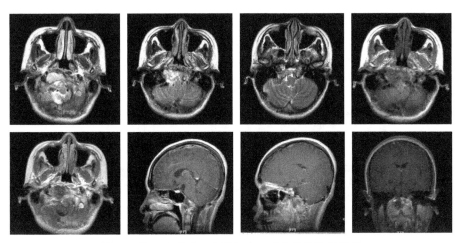

图 38　第 1 次术后 3 个月复查：残余肿瘤生长明显

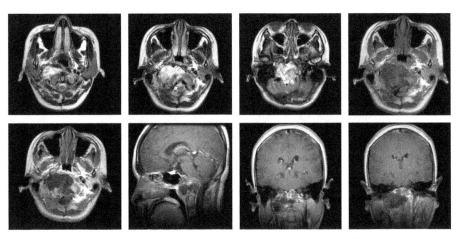

图 39　术后 6 个月复查：肿瘤较上次复查再次明显增大

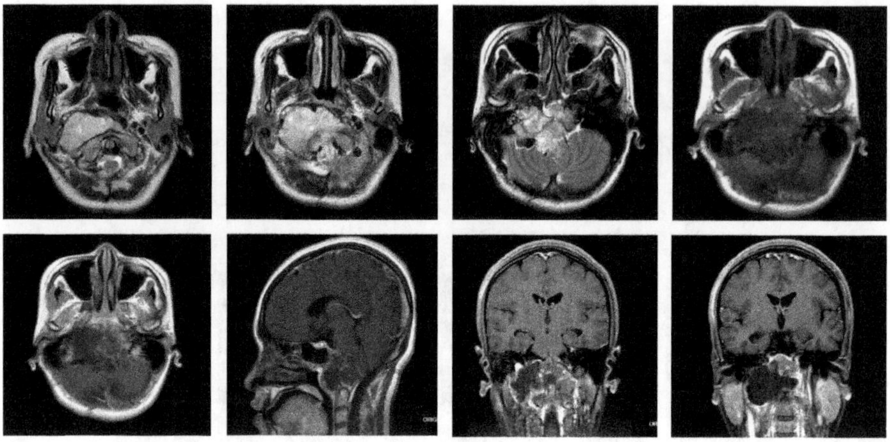

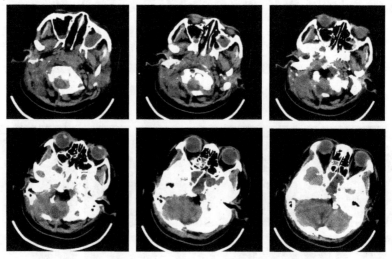

患者肿瘤明显较上次复查增大，长 T_1 长 T_2 信号，明显强化，压迫脑干明显。

图40　第2次术前磁共振（术后8个月）

因患者无法进行磁共振检查，行CT检查：可见术腔，肿瘤部分切除。

图41　第2次术后 CT

术后病理（图42）：脊索瘤，伴坏死，Brachyury（+++），Galectin-3（+++），EGFR（+），AE1/AE3（+++），Ki-67 约

10%, PDGFRα (+++), C-Met (+++), EMA (++), INI1 (+++), S-100 (+), E-cadherin (++)。

后患者出现颅内感染，难治性肺炎，最后患者于二次术后3个月死亡。

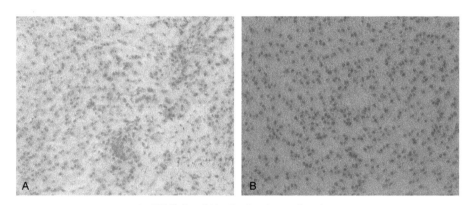

A: HE 染色 ×200；B: Brachyury (+++)。

图 42　第 2 次术后病理：脊索瘤伴坏死（彩图见彩插 9）

（2）病例点评

该患者第 1 次手术时肿瘤位于下斜坡及延颈交界区，影像学表现为不均匀强化，提示生长活跃，这与患者的预后较为一致。采用了远外侧入路切除肿瘤，术中见肿瘤侵袭斜坡骨质，但对于脑干影响不大，因此肿瘤大部切除术后患者症状无明显加重，脑干影像学表现无显著异常。但患者术后残留肿瘤发展迅速，3 个月、6 个月、9 个月复查均显著增大，且影像学显示肿瘤对于颅内脑干有浸润，颅外的颈静脉孔区及咽旁骨质破坏显著。在第 2 次手术中采用了耳后弧形切口以充分显露颈静脉孔区肿瘤，术中对于脑干侵蚀部分及岩骨破坏的肿瘤切除不是很理想，且肿瘤血供丰富，肿瘤对于神经及血管破坏严重，手术无法做到对重要功能保护。术后出现脑积水、颅内感染及肺部感染等并发症与脑干功能减退有一定关系，患者最终死于并发症。

该病例第 1 次手术达到了次全切除，预后尚可。但术后半年就发现肿瘤复发，提示肿瘤性质不良，第 2 次术后病理肿瘤伴有核分裂即验证了此观点，由此可发现，患者的预后除了与手术切除程度有关系外，与肿瘤的病理性质也相关，该患者第 2 次病理伴有核分裂，提示肿瘤增生较快，不仅复发时间缩短，且更容易对周边脑组织及骨质造成浸润。回顾治疗过程，若术后辅助放疗，能否改善该患者的预后值得进一步探讨。

45. 病例六　去分化脊索瘤

（1）基本信息

患者女性，27 岁，主因"头痛近半年，伴吞咽困难"收入院。

现病史：半年前上呼吸道感染后出现头痛，伴吞咽困难及舌右侧伴肿大，伴颈部疼痛，右侧为重。

查体阳性发现：声音嘶哑，右侧咽反射迟钝，右侧舌肌萎缩。

术前 MR 及 CT（图 43）：肿瘤呈浸润性生长，并破坏周围骨质。

完善术前检查后于我院行右远外侧入路肿瘤切除术，术中见肿瘤主体位于硬膜外，右侧颈静脉孔－斜坡区域，侵犯枕骨、斜坡、枕髁及 C1 横突，肿瘤色灰白，质地硬脆，血供丰富，部分肿瘤侵入硬膜下，并包绕右侧椎动脉，手术顺利，镜下大部分切除病变。

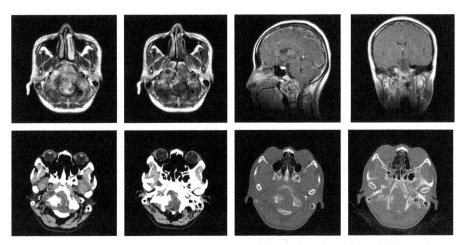

病变位于下斜坡，肿瘤呈蜂窝状，浸润性生长，在磁共振上呈长 T_1 长 T_2 信号，增强可见明显不均匀强化；CT 及骨窗上可见到肿瘤破坏周围骨质。

图 43　病例六术前磁共振及 CT

术后复查 CT 及 MR（图 44）：肿瘤近全切除。

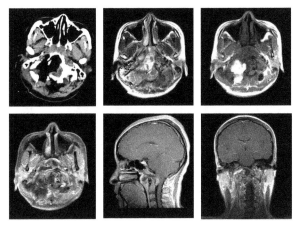

CT 上可见肿瘤侵蚀骨质，已给予大部分磨除；MR 上可见肿瘤近全切除，残留一小部分肿瘤，T_1 像上高信号区为术区填塞的脂肪。

图 44　术后 CT 及磁共振

术后病理（图 45）：脊索瘤伴坏死，Brachyury（+++），Galectin-3（+++），EGFR（++），AE1/AE3（+++），Ki-67 约 1%，PDGFRα（+++），C-Met（+++），EMA（++），INI1（+++），S-100（+++），E-cadherin（−）。

术后患者曾有发热及电解质异常，给予对症处理后恢复好，声音嘶哑较前改善，右侧咽反射迟钝，右侧舌肌萎缩未见好转，无新神经功能障碍及并发症，四肢肌力 V 级。

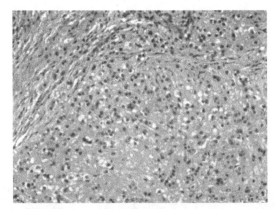

图 45　病例六术后病理：脊索瘤伴坏死（HE 染色 ×200）（彩图见彩插 10）

术后 2 个月患者于德国慕尼黑大学行质子治疗（图 46），后复查头颅 MRI（图 47）提示肿瘤体积较前缩小（报告未见）。

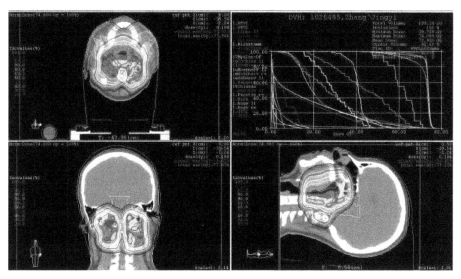

图46 质子治疗（彩图见彩插11）

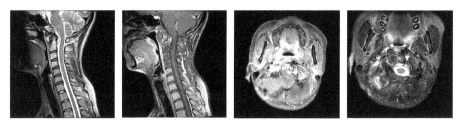

图47 术后半年复查磁共振：肿瘤较术后未见明显变化

后定期复查，术后1年半复查核磁（图48）提示：术区肿瘤控制良好，未见明显变化。

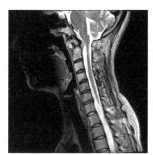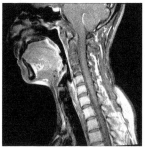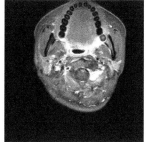

图48 术后一年半复查磁共振：术区肿瘤控制良好，未见变化

　　患者术后两年半复查（图 49）时发现肿瘤有所增大，且出现后颅窝新发肿瘤，但是由于患者无任何症状，遂未采取较激进的治疗，仍保持定期复查随访。术后 4 年患者因"头痛 2 个月，声音嘶哑、吞咽困难 2 周"，于当地医院行头颅磁共振检查（图 50），发现肿瘤较前明显增大，遂再次于我院就诊，入院查体：神志清，精神可，言语不清，双瞳等大同圆，直径约 3 mm，光反应灵敏，眼动充分，面纹对称，伸舌居中，四肢肌张力、肌力可，病理征未引出。进一步完善相关检查后，在术中磁共振辅助下行右远外侧入路肿瘤切除术及左大腿取脂肪术，术中见部分颅骨内板被肿瘤破坏，肿瘤位于硬膜外，一部分位于后正中偏右，一部分位于下斜坡及环枕交界，质韧脆相间，血运中等，包绕椎动脉及颈内动脉，并浸润入肌肉组织，沿肿瘤周边分离，分块近全切除肿瘤。术后局部皮肤出现坏死，给予清创处理后，恢复可。术后声音嘶哑较前未见明显好转，右侧咽反射迟钝，右侧舌肌萎缩未见好转，无新神经功能障碍及并发症，四肢活动同术前。

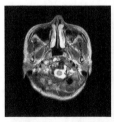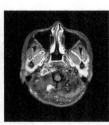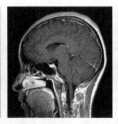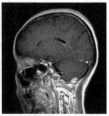

右侧岩骨可见异常信号影，呈蜂窝状改变，T₂ 像上呈高信号，增强上可见不均匀强化；右侧枕部可见均匀增强性病变。

图 49　术后两年半复查磁共振

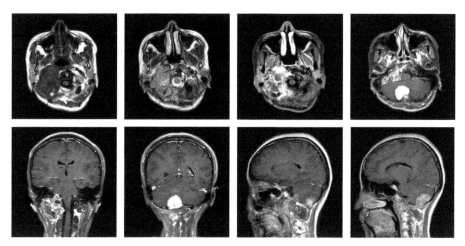

肿瘤复发，斜坡周围、颈1～颈3椎体右侧及枕部异常强化，较第1次为显著。

图50　第2次术前磁共振

术后复查核磁（图51）：肿瘤近全切除。

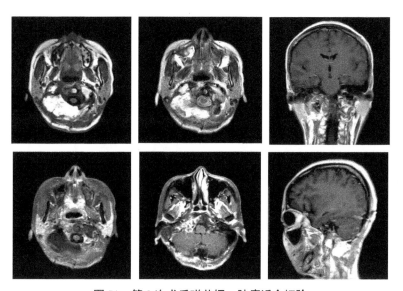

图51　第2次术后磁共振：肿瘤近全切除

术后病理（图52）：去分化脊索瘤，Brachyury（+++），Galectin-3（+++），EGFR（++），AE1/AE3（+++），Ki-67 约35%，PDGFRα（+++），C-Met（+++），EMA（++），INI1（+++），S-100（++），E-cadherin（+）。

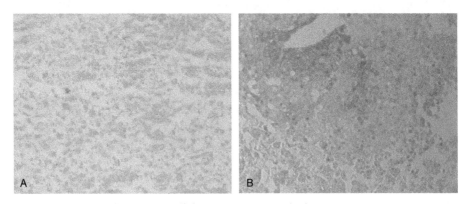

A：HE 染色 ×200；B：S-100（++）。

图52　病理：去分化脊索瘤（彩图见彩插12）

（2）病例点评

该例患者第 1 次手术时，肿瘤位于下斜坡至 C1，且对脑干及斜坡骨质均有侵蚀，手术采用远外侧入路，术中证实肿瘤突破硬膜到硬膜下压迫脑干与影像学表现相符，因脑干粘连显著，故肿瘤在脑干端有少许残留。考虑到病理性质及肿瘤残留情况，患者在术后 2 个月到国外行质子刀治疗，因此第 1 次手术及术后控制情况平稳。术后两年半肿瘤出现复发及异位生长情况，但原术区控制良好，遂行动态观察，此后定期复查，在术后 4 年发现肿瘤显著增大。第 2 次手术前影像学表现为斜坡周围、颈 1～颈 3

椎体右侧及枕部异常强化原位复发，而后正中偏右异常强化考虑有肿瘤播散异位所致。第 2 次手术准备很充分，术前取大腿脂肪术中填塞，且术中应用了 MRI 检查力求对于斜坡及颈静脉孔区肿瘤的最大化切除，因脑干未受显著影响，因此患者术后神经功能未加重，且后组颅神经症状有改善。该患者在两次手术中均采用大腿脂肪填塞方法降低了脑脊液漏及颅内感染的风险。

该患者第 2 次术后病理为未分化型脊索瘤，与第 1 次病理经典型脊索瘤伴坏死相差甚大，提示肿瘤在生长过程中可以向恶性的方向转化，但并不能明确是否由于手术刺激或者质子放疗刺激所致，此有待商榷。外科手术仍是影响患者预后的重要因素，该患者第 1 次手术达到近全切除，术后控制良好。第 2 次手术利用术中磁共振辅助，来达到最大化切除，以期获得良好的预后。

（吴 震 曹晓昱 田凯兵 郭腾显 整理）

出版者后记

Postscript

　　科学技术文献出版社自 1973 年成立即开始出版医学图书，40 余年来，医学图书的内容和出版形式都发生了很大变化，这些无一不与医学的发展和进步相关。《中国医学临床百家》从 2016 年策划至今，感谢 600 余位权威专家对每本书、每个细节的精雕细琢，现已出版作品近百种。2018 年，丛书全面展开学科总主编制，由各个学科权威专家指导本学科相关出版工作，我们以饱满的热情迎来了《中国医学临床百家》丛书各个分卷的诞生，也期待着《中国医学临床百家》丛书的出版工作更加科学与规范。

　　近几年，中国的临床医学有了很大的发展，在国际医学领域也开始崭露头角。以北京天坛医院牵头的 CHANCE 研究成果改写美国脑血管病二级预防指南为标志，中国一批临床专家的科研成果正在走向世界。但是，这些权威临床专家的科研成果多数首先发表在国外期刊上，之后才在国内期刊、会议中展现。如果出版专著，又为多人合著，专家个人的观点和成果精华被稀释。为改变这种零落的展现方式，作为科技部所属的唯一一家出版机构，我们有责任为中国的临床医生提供一个系统展示临床研究成果的舞台。为此，我们策划出版了这套高端医学专著——《中国医学临床百家》丛书。

"百家"既指临床各学科的权威专家，也取百家争鸣之义。

丛书中每一本书阐述一种疾病的最新研究成果及专家观点，按年度持续出版，强调医学知识的权威性和时效性，以期细致、连续、全面展示我国临床医学的发展历程。与其他医学专著相比，本丛书具有出版周期短、持续性强、主题突出、内容精练、阅读体验佳等特点。在图书出版的同时，同步通过万方数据库等互联网平台进入全国的医院，让各级临床医师和医学科研人员通过数据库检索到专家观点，并能迅速在临床实践中得以应用。

在与作者沟通过程中，他们对丛书出版的高度认可给了我们坚定的信心。北京协和医院邱贵兴院士说"这个项目是出版界的创新……项目持续开展下去，对促进中国临床学科的发展能起到很大作用"；中国人民解放军第二军医大学孙颖浩校长表示"我鼓励我国的泌尿外科医生把自己的创新成果和宝贵的经验传播给国内同行，我期待本丛书的出版"；北京大学第一医院霍勇教授认为"百家丛书很有意义"。我们感谢这么多临床专家积极参与本丛书的写作，他们在深夜里的奋笔，感动着我们，鼓舞着我们，这是对本丛书的巨大支持，也是对我们出版工作的肯定，我们由衷地感谢作者的支持与付出！

在传统媒体与新兴媒体相融合的今天，打造好这套在互联网时代出版与传播的高端医学专著，为临床科研成果的快速转化服务，为中国临床医学的创新及临床医师诊疗水平的提升服务，我们一直在努力！

科学技术文献出版社

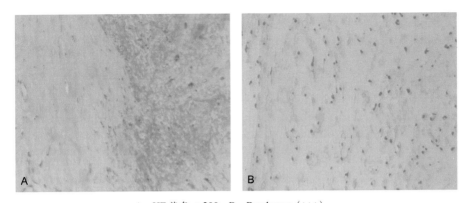

A：HE 染色 ×200；B：Brachyury（+++）。

彩插 1　病例一病理：软骨样脊索瘤（见正文 P092）

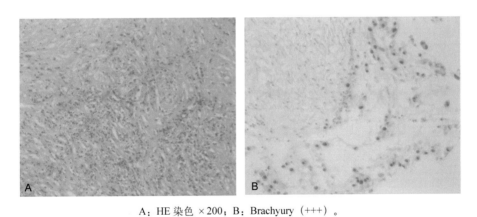

A：HE 染色 ×200；B：Brachyury（+++）。

彩插 2　病理：经典型脊索瘤（复发）（见正文 P097）

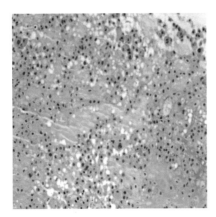

彩插 3　病理：脊索瘤，Ki-67　局灶 10%（HE 染色 ×200）（见正文 P099）

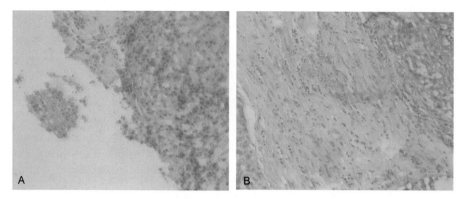

A：HE 染色 ×200；B：PDGFRα（+++）。

彩插 4　病理：脊索瘤（见正文 P101）

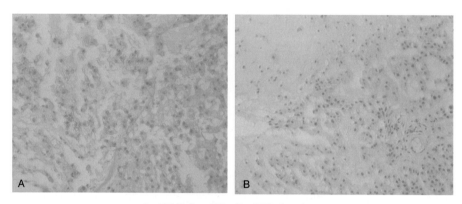

A：HE 染色 ×200；B：INI1（+++）。

彩插 5　病理：脊索瘤（见正文 P103）

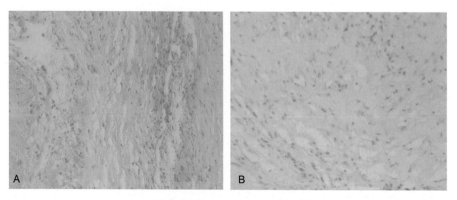

A：HE 染色 ×200；B：C-Met（+++）。

彩插 6　病理：脊索瘤（见正文 P109）

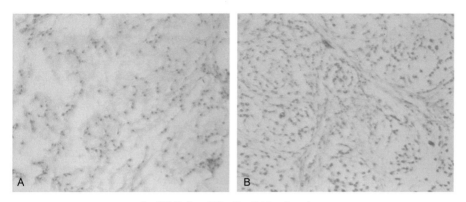

A：HE 染色 ×200；B：C-Met（+++）。

彩插 7　病理：软骨样脊索瘤（见正文 P112）

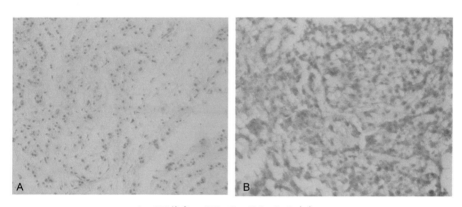

A：HE 染色 ×200；B：Galectin-3（+）。

彩插 8　第 1 次术后病理：脊索瘤（见正文 P116）

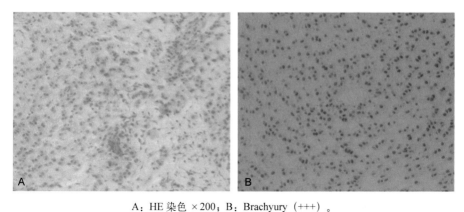

A：HE 染色 ×200；B：Brachyury（+++）。

彩插 9　第 2 次术后病理：脊索瘤伴坏死（见正文 P119）

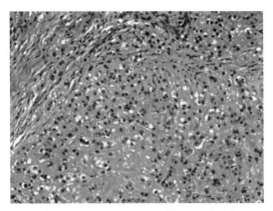

彩插 10　病例六术后病理：脊索瘤伴坏死（HE 染色 ×200）（见正文 P122）

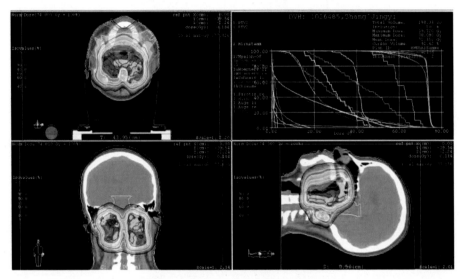

彩插 11　质子治疗（见正文 P123）

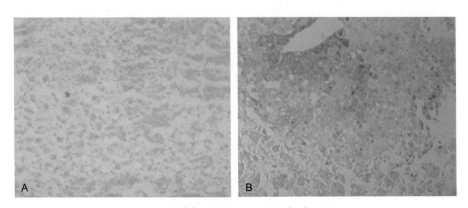

A：HE 染色 ×200；B：S-100（++）。

彩插 12　病理：去分化脊索瘤（见正文 P126）